MEDIZINISCHE PRAXIS

SAMMLUNG FÜR ÄRZTLICHE FORTBILDUNG

BEGRÜNDET VON A. FROMME, L. R. GROTE, F. LANGE UND K. WARNEKROS
FORTGEFÜHRT VON F. MÖRL, H. NAUJOKS UND A. STÖRMER

HERAUSGEGEBEN VON

A. STURM JR.

Herne i. W.

BAND 47

DAS MAMMOGRAMM UND SEINE DEUTUNG

2. AUFLAGE

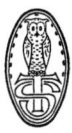

DR. DIETRICH STEINKOPFF VERLAG

DARMSTADT 1975

MEDIZINISCHE PRAXIS

DAS MAMMOGRAMM UND SEINE DEUTUNG

Von

Dr. med. JÜRGEN SEIFERT

ehem. Oberarzt an der Strahlenklinik im Klinikum Essen
der Ruhr-Universität Bochum
Chefarzt der röntgendiagnostischen und nuklearmedizinischen Abteilung
am Ev. Krankenhaus in Essen-Werden

Mit einem Geleitwort von

Prof. Dr. med. E. SCHERER

Direktor der Strahlenklinik im Klinikum Essen

2. erweiterte Auflage

Mit 93 Abbildungen und 7 Diagrammen
(darunter 83 Röntgenbildern im Bild-Teil, 1:1 reproduziert)

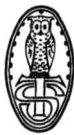

DR. DIETRICH STEINKOPFF VERLAG
DARMSTADT 1975

Alle Rechte vorbehalten

(insbesondere des Nachdruckes und der Übersetzung)

Kein Teil dieses Buches darf in irgendeiner Form (durch Photokopie, Xerographie, Mikrofilm, unter Verwendung elektronischer Systeme oder anderer Reproduktionsverfahren) ohne schriftliche Genehmigung des Verlages reproduziert werden. Bei Herstellung einzelner Vervielfältigungsstücke des Werkes oder von Teilen des Werkes ist nach § 54, Abs. 2 URG eine Vergütung an den Verlag zu entrichten, über deren Höhe der Verlag Auskunft erteilt.

© 1975 by Dr. Dietrich Steinkopff Verlag, Darmstadt

Softcover reprint of the hardcover 2th edition 1975

Die Wiedergabe von Gebrauchsnamen, Handelsnamen, Warenbezeichnungen usw. in dieser Veröffentlichung berechtigt auch ohne besondere Kennzeichnung nicht zu der Annahme, daß solche Namen im Sinne der Warenzeichen- und Markenschutzgesetzgebung als frei zu betrachten wären und daher von jedermann benutzt werden dürften.

ISBN-13: 978-3-642-95955-4   e-ISBN-13: 978-3-642-95954-7
DOI: 10.1007/978-3-642-95954-7

Zweck und Ziel der Sammlung

Diese Sammlung zur Aus- und Fortbildung des praktizierenden Arztes — 1927 von Albert Fromme, Louis R. Grote, Fritz Lange und Kurt Warnekros begründet, später von Franz Mörl, Hans Naujoks und Alfred Störmer fortgeführt — ist das nahezu älteste deutschsprachige Publikationsorgan für die ärztliche Fortbildung.

Dem vielbeschäftigten in der täglichen Praxis stehenden Arzt ist es heute noch weniger als zur Zeit der Begründung der Sammlung möglich, sich aus der verwirrenden Fülle der Literatur das herauszusuchen, was ihm zu seiner speziellen Information und Weiterbildung notwendig ist und ihn bei geringem Zeitaufwand möglichst gründlich und sicher unterrichtet. Die großen medizinischen Handbücher sind zu umfangreich (und oft auch zu teuer). Die zahlreichen medizinischen Fachzeitschriften orientieren zwar im Rahmen ihrer Zielsetzung rasch und gut, geben aber nicht oder nur zufällig Aufschluß bei rasch und individuell je nach Situation der jeweiligen Praxis zu lösenden Fragen. Ähnliches gilt von den zahlreichen Verhandlungsberichten und Symposiumsbänden.

Die Sammlung *Medizinische Praxis* füllt hier nach wie vor eine Lücke und entspricht nach wie vor einem praktischen Bedürfnis. Ihr Ziel blieb seit Begründung im Grunde das gleiche: In ihr sollen insbesondere Einzelgebiete und Teilthemen behandelt werden, welche dem Arzt in der Praxis zum Teil noch neu sind, weil er sie früher während seiner medizinischen Ausbildung noch nicht kennengelernt hat, oder auf denen in jüngster Zeit erhebliche diagnostische oder therapeutische Fortschritte gemacht werden konnten. Solche Beiträge sollen von Zeit zu Zeit durch fundierte Übersichten ergänzt werden, die dem Arzt den jeweils neuesten Stand medizinischen Wissens in verständlicher Form vermitteln. Dabei beschränken sich die einzelnen Bände auf die Vermittlung wirklich gesicherter Kenntnisse, die für ein optimales ärztliches Handeln unerläßlich sind.

Wissenschaftlich fundiert, kritisch, sprachlich einfach und einleuchtend, methodisch exakt, didaktisch geschickt, umfanglich knapp — das sind zusammengefaßt die Hauptkriterien der einzelnen Bände dieser Sammlung.

Herausgeber und Verlag

Geleitwort

In unserem Schrifttum hat es bisher an einer praktischen Einführung in die Technik und Befundung der Mammographie gefehlt, die den radiologisch tätigen Arzt in die Lage versetzt, dieses interessante und wichtige Gebiet der Röntgendiagnostik in systematischer Weise anzugehen und auf dieser Basis weitere eigene Erfahrungen zu sammeln. Eine möglichst einfache, aber exakte Klassifizierung der Befunde soll vor allem der Verständigung innerhalb der radiologisch tätigen Ärzte dienen und darüber hinaus späterhin eine gemeinsame statistische Auswertung erlauben. Erfreulicherweise wird das von Herrn Oberarzt Dr. SEIFERT ausgearbeitete Schema jetzt bereits von vielen praktisch tätigen Radiologen und einer größeren Zahl von Krankenhäusern angewandt. Die persönlichen Erfahrungen von Herrn Oberarzt Dr. SEIFERT gründen sich auf fast 16 000 Mammographien, das diesem Buch zugrundeliegende Bildmaterial stammt aus der Auswertung von 8 000 Fällen. In bisher 23 Fortbildungsveranstaltungen konnte Herr Oberarzt Dr. SEIFERT in didaktischer Hinsicht die Erfahrungen erwerben, die ihren Niederschlag in diesem Buch gefunden haben. Er hat sich mit dem vorliegenden kleinen Lehrbuch ohne Zweifel ein großes persönliches Verdienst erworben, und es ist mir eine besondere Freude, daß diese Arbeit in der von mir geleiteten Strahlenklinik des Klinikum Essen entstehen konnte. Somit darf ich dem Buch eine weite Verbreitung unter den radiologisch tätigen Ärzten wünschen und vor allem die Hoffnung aussprechen, daß sein Beitrag zur Verbesserung der Frühdiagnose des weiblichen Brustkrebses und damit zur Anhebung unserer Heilungsziffern führen wird.

Essen, Herbst 1971
Prof. Dr. med. E. SCHERER
o. Professor für Röntgenologie und Strahlenheilkunde an der med. Fakultät des Klinikum Essen der Ruhr-Universität Bochum
Direktor der Strahlenklinik Essen

Vorwort zur 2. Auflage

Nach dem Erscheinen der 1. Auflage sind mir aus der Leserschaft eine Reihe von kritischen Bemerkungen zugegangen, die zum Teil in der vorliegenden 2. Auflage ihren Niederschlag finden. Durch neugewonnene Erfahrungen sowie durch die oft regen Diskussionsbemerkungen bei den von mir auch zwischenzeitlich weitergeführten Fortbildungsseminaren für Mammographie haben mich veranlaßt, einige Kapitel neu zu überarbeiten. Wesentlich transparenter — so hoffe ich — sollte das Kapitel der Strukturanalyse im Röntgenbild werden, die die Grundlage und das Anliegen dieser Monographie — einheitliche Befundung nach histologisch und durch Großflächenschnitte gesicherte Kriterien sowie die daraus folgernde Dokumentation — darstellt. Aus diesem Grunde sind einige schematische Zeichnungen und typische Röntgenbilder neu aufgenommen worden.

Das Problem des Erkennens und Behandelns eines Mammakarzinoms ist weiterhin aktuell geblieben, was zahlreiche Publikationen, Monographien sowie Kongresse bedeutender, wissenschaftlicher Gesellschaften in aller Welt beweisen. In der Europäischen Gemeinschaft rechnet man mit einer jährlichen Zuwachsrate von 86000 Neuerkrankungen an einem Mammakarzinom. Dieser hohe Prozentsatz zur Gesamtbevölkerung und die statistisch gesicherte Tatsache zwischen Tumorgröße und Überlebensrate rechtfertigt den Einsatz aller diagnostischen Möglichkeiten, unter denen auch heute noch die Mammographie eine Sonderstellung einnimmt. Es sollte nicht die Aufgabe der vorliegenden Arbeit sein, alle einzelnen Untersuchungsverfahren kritisch zu beleuchten; es darf jedoch gesagt werden, daß bis zum heutigen Tage keine der Untersuchungsverfahren die Treffsicherheit der Mammographie in ihrer Aussage erreicht, immer vorausgesetzt, daß ein technisch optimales Mammogramm vorliegt und nach allen Regeln des „Lesens" ausgewertet wird. Die Monographie ist auf die praktischen Bedürfnisse des Befunders ausgerichtet, sie wollte nicht das umfassende Wissen eines Handbuches repräsentieren. Ich hoffe aber sehr, daß damit ein Beitrag und Appell zugleich geschaffen worden ist, die Röntgendiagnostik der weiblichen Brustdrüse mit Sorgfalt, Verständnis und „Liebe" zu betreiben.

Essen, Winter 1974
JÜRGEN SEIFERT

Inhalt

Zweck und Ziel der Sammlung V

Geleitwort von Prof. Dr. E. SCHERER—Essen VII

Vorwort zur 2. Auflage von JÜRGEN SEIFERT—Essen VIII

I. Einleitung 1

II. Grundlagen 3

    1. Die Indikation zur Mammographie 3

    2. Die physikalisch-technischen Grundlagen der Mammographie . . . 3

    3. Die aufnahmetechnischen Voraussetzungen der Mammographie . . . 8

    4. Die filmtechnischen Voraussetzungen der Mammographie 12

    5. Organisatorische Fragen 13

    6. Zusatzuntersuchungen 17
        a) Die klinische Untersuchung 17 — b) Kontrollmammographie 18 — c) Die gezielte Punktion 21 — d) Galaktographie 21

III. Befundungskatalog 23

    M 0: Involutionsmamma 25
        a) Klinische Abgrenzung 25 — b) Inspektion und Palpation 25 — c) Histologisches Bild 25 — d) Röntgenbild 26 — e) Allgemeine Gesichtspunkte 26

    M 1: Mammafibrose 26
        a) Klinische Abgrenzung 26 — b) Inspektion und Palpation 26 — c) Histologisches Bild 26 — d) Röntgenbild 27 — e) Allgemeine Gesichtspunkte 27

    M 2: Die adulte Mamma 27
        a) Klinische Abgrenzung 27 — b) Inspektion und Palpation 28 — c) Histologisches Bild 28 — d) Röntgenbild 28 — e) Allgemeine Bemerkungen 28

M 3: Hypertrophie (adoleszente Mamma) und Hyperplasie (Dysplasieform der Mamma) 29
    a) Klinische Abgrenzung 29 — b) Inspektion und Palpation 29 — c) Histologisches Bild 29 — d) Röntgenbild 30 — e) Allgemeine Bemerkungen 30

M 4—1: Fibrozystische Dysplasie, Solitärzysten 30
    a) Klinische Abgrenzung 30 — b) Tastbefund 31 — c) Histologisches Bild 31 — d) Röntgenbild 31 — e) Allgemeine Bemerkungen 32

M 4—2: Fibroplastische Dysplasie und Fibroadenome 33
    a) Klinische Abgrenzung 33 — b) Inspektion und Palpation 33 — c) Histologisches Bild 33 — d) Röntgenbild 34 — e) Allgemeine Gesichtspunkte 34

M 5: Kleinzystische Dysplasie des Drüsengewebes (Morbus SCHIMMELBUSCH) . 35
    a) Klinische Abgrenzung 35 — b) Inspektion und Palpation 35 — c) Histologisches Bild 36 — d) Röntgenbild 36 — e) Allgemeine Gesichtspunkte 36

M 6: Sekretorische Erkrankungen 37
    a) Klinische Abgrenzung 37 — b) Inspektion und Palpation 37 — c) Histologisches Bild 38 — d) Röntgenbild 38 — e) Allgemeine Bemerkungen 38

M 7: Befunde mit dem Nachweis eines Malignitätskriteriums 39
    Allgemeine Bemerkungen 42

M 8: Befunde mit Nachweis mindestens zweier Malignitätskriterien (Mamma-Karzinom) 42
    a) Klinische Abgrenzung 42 — b) Inspektion und Palpation 43 — c) Histologisches Bild 43 — d) Röntgenbild 44 — e) Allgemeine Gesichtspunkte 44

M 9: Verkalkungsformen 45

IV. Bild-Teil (Typische Mammographien) 47
(Alle Röntgenbilder sind im Verhältnis 1 : 1 reproduziert. — Legenden in deutscher, englischer und französischer Sprache)

M 0: Die senile Involutionsmamma (Abb. 1—6) 48

M 1: Die fibröse Involution (Abb. 7—10) 56

M 2: Die adulte zyklusgerechte Mamma (Abb. 11—14) 62

M 3: Schwangerschafts-Hypertrophie (Abb. 15—16) 68
    Hypertrophie (Abb. 17—18) 70
    Hyperplasie (Abb. 19—20) 73

M 3 / M 4: Asymmetrische Dysplasie (Abb. 21—22) 76

M 4—1: Fibrozystische Mastopathie und Solitärzysten (Abb. 23—26) . . . 79
    Solitärzysten (Abb. 27—28) 85

M 4–2: Fibroplastische Mastopathie (Abb. 29–30) 88
      Fibroplastische Mastopathie und Fibroadenome (Abb. 31–34) 91
      Mischform der fibroplastischen und fibrozystischen Mastopathie (Abb. 35 bis 38) 97

M 5: Kleinzystische Degeneration — Morbus SCHIMMELBUSCH (Abb. 39–42) . 103

M 6: Drüsige Sekretion (Abb. 43–44) 109
      Plasma-Zell-Mastitis post partum (Abb. 45–46) 112
      Sekretion auf Grund intraduktaler Transformation (Abb. 47–48) . . . 115
      Intraduktales Karzinom (Abb. 49–51) 117

M 8: Vorwiegend zirrhöses Karzinom der rechten Mamma (Abb. 52–53) . . 122
      Doppelseitiges vorwiegend zirrhöses Karzinom der Mamma (Abb. 54 bis 55) 125
      Vorwiegend zirrhöses Karzinom der rechten Mamma (Abb. 56–57) . . 128
      Vorwiegend zirrhöses Karzinom der linken Mamma (Abb. 58–61) . . 130
      Linksseitiges Mamma-Karzinom vom gemischt-histologischen Typ (Abb. 62) 135
      Vorwiegend medulläres Karzinom der rechten Mamma (Abb. 63–64) . 136
      Vorwiegend medulläres Karzinom der linken Mamma (Abb. 65) . . . 139
      Vorwiegend medulläres Karzinom der linken Mamma, nach 21 Monaten auch der kontralateralen Seite (Abb. 66–67) 140
      Vorwiegend medulläres Karzinom der rechten Mamma (Abb. 68–69) . 143
      Vorwiegend medulläres Karzinom der linken Mamma (Abb. 70–71) . 146
      Lobuläres Karzinom der rechten Mamma (Abb. 72–73) 149
      Lymphknotenmetastasen der vorderen Thoraxwand bei vorwiegend solidem Karzinom der rechten Mamma (Abb. 74) 151
      Lymphknotenmetastasen der vorderen Thoraxwand bei einem rechtsseitigen Milchgangs-Karzinom (Abb. 75) 152

M 7: Verdacht auf ein vorwiegend medulläres Karzinom der rechten Mamma (Abb. 76) 153

M 4–1: Solitärzyste statt medulläres Karzinom (Abb. 77) 154

M 9 / M 4–2: Fibroplastische Mastopathie und Fibroadenome. Typische Verkalkungsform (Abb. 78–79) 155

M 9 / M 4–1: Fibrozystische Mastopathie und Solitärzysten. Typische Verkalkungsform (Abb. 80) 158

M 9 / M 4: Mischform der fibroplastischen und fibrozystischen Mastopathie. Intraduktale Verkalkungsform (Abb. 81) 160

M 9 / M 1: Fibröse Involutionsmamma. Verschiedene Verkalkungsformen (Abb. 82–83) 162

Literatur 165

Sachverzeichnis 167

I. Einleitung

Die Röntgenuntersuchung der weiblichen Brust hat mit zunehmender Verbesserung der physikalischen und aufnahmetechnischen Voraussetzungen eine große, diagnostische Bedeutung erlangt und daher immer mehr Eingang in die röntgendiagnostischen Abteilungen größerer Krankenhäuser und auch in die Institute frei praktizierender Röntgenologen gefunden. Eine jetzt schon unübersehbare Zahl von bisher erschienenen Publikationen, die sich mit den Problemen und Ergebnissen der *Mammographie* befassen, täuschen darüber hinweg, daß es tatsächlich nur wenige, auf den praktischen Diagnostiker zugeschnittene Niederschriften gibt. Das Erkennen von normalen Gewebsdarstellungen und pathologischen Veränderungen der Brustdrüse durch die Mammographie — so beginnt einer der bedeutendsten Kenner der Materie, J. GERSHON-COHEN in seinem jüngst erschienenen Atlas — muß in gleicher Weise durch Übung und Erfahrung erlernt werden wie jede andere Organdiagnostik. Nachdem die apparativen Voraussetzungen im Jahre 1967 in unserer zentralen Röntgenklinik der Städt. Krankenanstalten Essen — Klinikum Essen der Ruhruniversität Bochum — geschaffen worden sind, haben wir uns mit den vielfältigen Problemen der *organisatorischen Durchführung,* der *einheitlichen Befundung* und damit möglichen *statistischen Auswertung der Mammographie* an Hand eines großen Patientendurchganges beschäftigt. In Zusammenarbeit mit dem Verband der rheinisch-westfälischen Röntgenfachärzte e. V. haben wir in den letzten 1¹/₂ Jahren *Fortbildungsseminare für praktisch tätige Radiologen* durchgeführt. Die Erfahrungen, besonders in didaktischer Hinsicht, die ich bei der Durchführung dieser Fortbildungsveranstaltungen sammeln konnte, sollten in diesem Kompendium über „Das Mammogramm und seine Deutung" ihren Niederschlag finden. Gerne bin ich den Anregungen aus dem Teilnehmerkreis gefolgt, die in den Kursen vermittelten Informationen schriftlich zu fixieren, um so mehr, da wir unsere in der Strahlenklinik gesammelten Erfahrungen zur Diskussion stellen wollten. Wir haben versucht, die bekannten und mitgeteilten Tatsachen und unsere Erfahrungen übersichtlich zu gestalten und ein *Schema* zu schaffen, das den täglichen Anforderungen einerseits gerecht werden sollte, andererseits auch damit die Möglichkeit einer späteren zentralen Auswertung geben soll. Wir gehen davon aus, daß zunächst einmal nach Erarbeitung methodischer Grundlagen eine *einheitliche Sprache* gefunden werden muß. Dies gilt nicht nur für das Gebiet der Mammographie; hier haben wir jedoch unseren Diskussionsbeitrag in dem nachfolgenden Kompendium schriftlich fixiert. Wir sind der Meinung, daß *Zentren* geschaffen werden sollten, die einerseits *Grundlagenforschung* betreiben sollten, andererseits *für die entsprechende Apparateindustrie wichtige Gesprächspartner* werden können. Darüber hinaus kann in bestimmten Zeitabständen eine *zentrale Auswertung* erfolgen, die wiederum *überregional* zusammengefaßt werden kann und damit eine Übersicht über *größere Fallzahlen* gewährleistet. Nur so ist zu erwarten, daß die Mammographie über den Rahmen als diagnostisches Hilfsmittel zur Abklärung von Erkrankungen der weiblichen Brust hinaus ihren Beitrag zur *Tumorprophylaxe* in Form einer *Frühselektion gefährdeter Patientinnengruppen* leistet. Der nächste Schritt stellt sich in einer *einheitlichen, übersichtlichen Befundung der vielfältigen Mammogramme,* die sich nach dem überwiegenden oder prognostisch wichtigen Gewebsanteil der Mamma richtet. Wir haben nach Schaffung der apparativen Voraussetzungen vor der Frage gestanden, ein *Schema* zu fassen, das übersichtlich bleibt, auch wenn spätere Modifikationen sich auf Grund der Erfahrungen als wesentlich erweisen würden. Im folgenden Atlas-Teil ist ein *Befundungskatalog* vorgestellt, der sich in seiner Gesamtheit an unserem bisherigen umfangreichen Untersuchungsmaterial bewährt hat. Die *Besprechung der einzelnen Diagnosen* wurde stereotyp wiederholt, um die Übersichtlichkeit zu wahren. Nach einer Orientierung der jeweiligen Diagnose zur *Gesamtphysiologie* und Pathologie der Brustdrüse sind unter dem Punkt 2 die *Kriterien der klinischen Untersuchung* herausgestellt worden. Damit sollte die Wichtigkeit der klinischen Untersuchung betont werden, wie sie zur Beurteilung von Mammogrammen unerläßlich ist. Das *Darlegen des histologischen Bildes* mag auf den ersten Blick fachfremd erscheinen, unsere besonders in den Kursen gewonnene Erfahrung zeigte jedoch, daß insbesondere die Kriterien des Röntgenbildes dadurch wesentlich verständlicher werden. Zum anderen ist der Rückgriff auf das histologische Bild die Grundlage, die zur Auffindung einer einheitlichen Diktion notwendig ist. Denn auch in der gebräuchlichen, klinischen Einordnung von Brustdrüsenveränderungen werden unter bestimmten Krankheitsbegriffen oft unterschiedliche morphologische Befunde gefaßt. Die *charakteristischen Merkmale,* die im *Röntgenbild* aufgefunden werden, sind dann im folgenden Unterkapitel (4) zusammengefaßt. Es muß in diesem Zusammenhang betont werden, daß die Auswahl der Röntgenbilder und ihre Beschreibung einprägsame und einheitliche Beispiele des entsprechenden Synonyms darstellen sollten. Selbstverständlich ist ein fließender Übergang möglich, und gerade diese Erfahrungstatsache erklärt dann die individuell begründete Vielfältigkeit, die im Mammogramm nachgewiesen werden kann. In dem sich anschließenden Kapitel – allgemeine Hinweise – sind einige unserer Erfahrungen zusammengetragen worden, die bei der *Beurteilung der Mammogramme* eine Rolle spielen. In einzelnen Abschnitten ist, soweit das nach dem derzeitigen Stand der Erkenntnis möglich war, auch ein Ausblick für die beschriebenen physiologischen bzw. pathologischen Veränderungen des Drüsengewebes gegeben worden. Nach Darstellung des Befundungskataloges ist der *Bildteil* angefügt worden, der sich in seinem Aufbau dem im Befundungskatalog vorgegebenen Schema anlehnt. Um auch hier das rasche Auffinden und Kennzeichnen von Gewebsstrukturen im Mammogramm zu erleichtern, wurde auf eine ausführliche, deskriptive Legende zu den einzelnen Abbildungen zugunsten der alleinigen Aufführung der Grundbegriffe verzichtet. Auch die gleichförmige Anordnung des Bildmaterials wurde aus didaktischen Gründen gewählt.

Nach diesen allgemeinen, einführenden Vorbemerkungen möchte ich an dieser Stelle meinem verehrten Chef, Herrn Prof. Dr. med. E. SCHERER, danken, der vorausblickend immer auf die Bedeutung der Mammographie als Vorsorgeuntersuchung hingewiesen hat. Seiner Anregung und Fürsorge ist es in erster Linie zu verdanken, daß die Voraussetzungen zu einer Reihenuntersuchung geschaffen werden konnten. Darüber hinaus schulde ich Herrn Dr. rer. nat. G. HACH, wissenschaftlicher Mitarbeiter der Firma CGR – Koch & Sterzel, Essen, großen Dank, dessen Überlegungen über die physikalischen Voraussetzungen der Nativmammographie in diesem Buch Eingang gefunden haben. – Nicht zuletzt sei dem *Dr. Dietrich Steinkopff Verlag,* Darmstadt, gedankt, daß das Buch in der vorliegenden Form ermöglicht werden konnte.

II. Grundlagen

1. Die Indikation zur Mammographie

Die Röntgenuntersuchung der weiblichen Brust ist in den folgenden Indikationsbereichen angezeigt:

1. Abklärung eines klinisch indifferenten Symptoms im Bereich der Mamma.
2. Nachweis eines klinisch okkulten Karzinoms, etwa im Rahmen einer altersgebundenen Reihenuntersuchung.
3. Primärtumorsuche bei Metastasenbefall.
4. Prophylaktische Untersuchung in definierten Abständen der kontralateralen, symptomlosen Mamma nach Sicherung und Therapie eines Mammacarcinoms.
5. Vor und nach einer bioptischen Abklärung zur Kontrolle unklarer Biopsie-Ergebnisse, oder nach Zystenpunktionen.
6. Therapie-Kontrolle eines inoperablen Mammakarzinoms nach strahlentherapeutischer oder/und hormoneller Behandlung.

Mit besonderem Hinweis ist dieser summarischen Aufstellung die Indikation „Dokumentation" hinzuzufügen; denn ein klinisch gesichertes Mammakarzinom sollte unverzüglich der entsprechenden Therapie zugeführt werden. Es gibt jedoch nicht wenige Beispiele, bei denen die unter der Indikation „Dokumentation" durchgeführte Mammagraphie neben der Bestätigung des schon klinisch bekannten Tumorbefalls der einen Brust ein klinisch okkultes Karzinom der kontralateralen Seite aufdeckte. Unter Berücksichtigung ausschließlich klinischer Untersuchungsmethoden wird man bei etwa 1 % der Karzinomträgerinnen mit einem doppelseitigen Mammakarzinom zum Zeitpunkt der ersten Diagnosestellung rechnen müssen. Die neuesten Veröffentlichungen unter Berücksichtigung eines Einsatzes weiterreichender Untersuchungsverfahren wie Mammographie, Thermographie, Ultraschall usw. ist dieser Wert auf 3 % angestiegen, wir selbst rechnen nach Ausschöpfung aller diagnostischer Möglichkeiten, daß sich dieser Prozentsatz auf etwa 4,5 % erhöhen wird. Es ist ohne weiteres erklärlich, daß die therapeutischen Möglichkeiten bei gesichertem doppelseitigem Befall neu überdacht werden müssen.

2. Die physikalisch-technischen Grundlagen der Mammographie

Die Bedeutung der mammographischen Untersuchungsmethode hat sich auf der Grundlage einer *verbesserten Aufnahmetechnik* mit einem für den Betrachter *informationsreicheren Röntgenbild* entwickelt.

Als Routinemethode verlangt sie eine konstruktive und funktionelle Lösung der apparativen Seite, die durch die Organform und die wenig verschiedenen Absorptionskoeffizienten der vorkommenden Gewebsanteile in der Mamma vorgegeben ist.

Optimal ist eine Mammaaufnahme dann anzusehen, wenn sie dem Betrachter ein Maximum an Information vermittelt. Der *Informationsinhalt* wird beeinflußt durch die *Abbildungsgeometrie* und die *Kontrastverhältnisse*. Häufig wird die Geometrie überbetont, dem Kontrast aber nicht genügend Beachtung geschenkt. So kommt es, daß im Röntgenbild zwar extrem feine Details enthalten sein können, aber dem Auge subjektiv verborgen bleiben müssen, weil sie unter der Kontrastwahrnehmungsschwelle liegen. Dies trifft in ganz besonderer Weise für die Aufnahmen der weiblichen Brustdrüse zu; denn hier handelt es sich — neben ebenso bedeutsamen Mikrokalkeinschlüssen — um die Darstellung von Weichteilen mit teilweise sehr geringen Unterschieden des Absorptionskoeffizienten und der Dichte der abzubildenden Gewebsanteile.

Neben der Wahl eines geeigneten Filmes und seiner Entwicklungsbedingungen hängt der Bildkontrast entscheidend von den Absorptions- und Streuverhältnissen im durchstrahlten Körper ab.

Der *Kontrast* („*Strahlenkontrast*")

$$K = \frac{I_1 - I_2}{I_1 + I_2}, \text{ wobei } \begin{array}{l} I_2 = I_{p2} + I_{S2} \\ I_1 = I_{p1} + I_{S1} \end{array}$$

I_{p1}, I_{p2} geschwächte Primärstrahlenintensitäten zweier Objektdetails

I_{S1}, I_{S2} am bildgebenden Punkt von I_{p1} und I_{p2} auftretende Streustrahlintensitäten

steigt an, wenn die Absorptionsunterschiede zweier Details (und damit die Unterschiede von I_{p1} und I_{p2}) zunehmen und die Streuung im Körper (und damit die Streustrahlintensitäten I_{S1} und I_{S2}) abnehmen. Da Wasser und Fett einzeln oder gemischt als der Mamma etwa gewebeäquivalent anzusehen sind, kann man nach Abb. 1 maximale Absorptionsunterschiede (d. h. Kontraste) von Details differenter Gewebe im Spannungsbereich unter 20 kV erwarten.

Über den Anteil der Streustrahlung an der gesamten bildgebenden Strahlung ist dem Schrifttum nur wenig Zahlenmaterial zu entnehmen. GAJEWSKI gibt für den Bereich 35 kV bis 40 kV an weichteiläquivalentem Stoff 40%—50% Streustrahlung an, SCHOEN nach Untersuchungen von HOLTHUSEN am Streukörper Wasser für 20 kV, 30 kV und 40 kV beispielsweise 25%, 50% und 70% Streustrahlenanteil. Speziell im Hinblick auf die Weichstrahlaufnahmetechnik der Mamma hat JAEGER

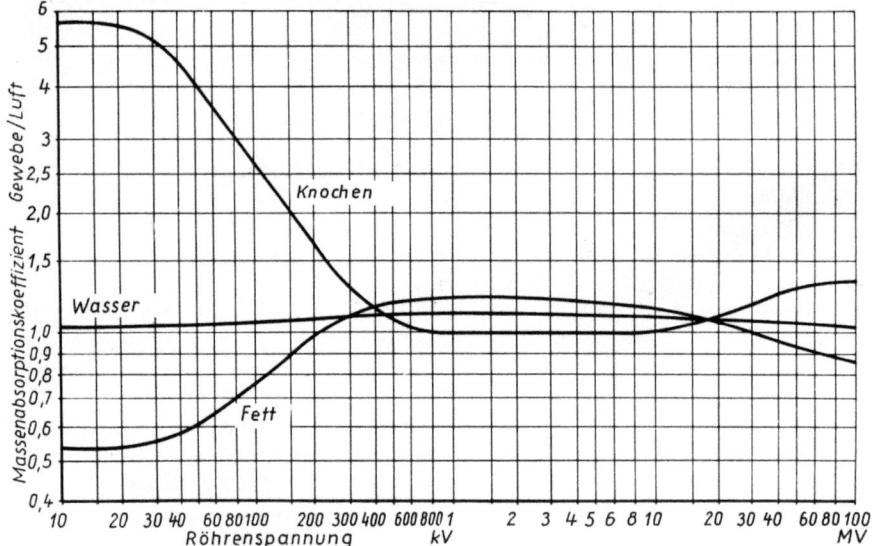

Abb. 1. Massenabsorptionskoeffizient verschiedener Gewebe für Röntgenstrahlen verschiedener Härte. Ordinate: Massenabsorptionskoeffizient Gewebe zu Luft für Fett, Wasser, Knochen. Abszisse: Röhrenspannung. (Aus WACHSMANN u. DIMOTSIS, Kurven und Tabellen für die Strahlentherapie, Stuttgart 1957, S. 53).

die in der Abb. 2 wiedergegebenen Verhältnisse aus Tiefendosistabellen von JOHNS ermittelt (Die gemessenen Werte für Primär- und Streustrahlenintensitäten gelten für Röntgenbremsstrahlung, die dieselben Halbwertschichten von 1 mm Al und 0,5 mm Cu besitzen wie monochromatische Strahlung der jeweiligen äquivalenten Wellenlänge). JAEGER extrapoliert in den Wellenlängenbereich über 0,6 Å (Anregungsspannung 20 kV und weniger) hinaus — gestrichelter Kurvenverlauf — und folgert auf Grund des Verlaufs von Streu- und Absorptionskoeffizient, daß das Verhältnis I_S/I_p mit abnehmender Röhrenspannung abnimmt und demnach der Strahlenkontrast zunimmt.

Aus den Abb. 1 und 2 ergibt sich somit im Sinne einer *Kontrastanhebung* die Forderung nach einer Spannungsreduzierung, günstigenfalls unter 20 kV, entsprechend einer kürzesten Wellenlänge der erzeugten Strahlung von 0,6 Å. Dem Einsatz konventioneller, diagnostischer Röntgeneinrichtungen in diesem Spannungsbereich stehen folgende Erfahrungen entgegen:

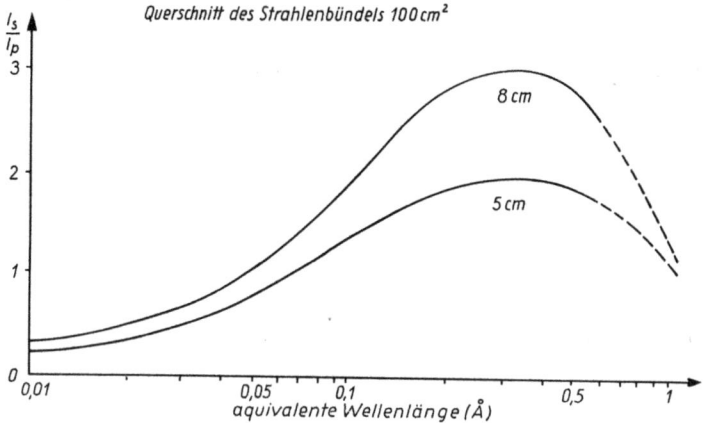

Abb. 2. Abhängigkeit des Verhältnisses der Intensitäten von Streu- und Primärstrahlung von der Wellenlänge der Strahlung in den Gewebetiefen 5 cm und 8 cm. (Nach JAEGER, Röntgenbl. 22, Nr. 7, 1969).

a) Im Wellenlängenbereich 0,6 Å und darüber, der nach obigen Betrachtungen die höchsten Kontraste liefert, sind die Eigenfilterwerte der verwendeten Röhren zu hoch.

b) Für Mammae mit differenziertem Drüsengewebe und Oedem müssen diese Röhren aus Gründen der Überlastung weit über 20 kV betrieben werden, so daß erheblich kurzwellige Strahlenanteile im Spektrum auftreten, die den Kontrast durch vermehrte Streustrahlung herabsetzen.

c) Vorschläge, die Welligkeit der verwendeten Röntgengeneratoren (Zwei- und Vierpulsapparate statt Sechs- und Zwölfpulsgeneratoren) zu erhöhen, um die Strahlung im zeitlichen Mittel „aufzuweichen", sind ungeeignet, weil sie mit einem erheblichen Verlust an mittlerer Strahlenintensität verbunden sind, also zu einer deutlichen Verlängerung der Belichtungszeit führen. Daneben wird das Auftreten schädlicher, kurzwelliger, kontrastmindernder Wellenanteile nicht vermieden.

In praxi ist bei Spannungen unter 20 kV aus Gründen einer zu geringen Strahlenintensität kaum zu arbeiten. Eine Lösung der sich nach diesen Erfahrungen stellenden Aufgabe — Erzeugung einer Strahlung hinreichender Intensität im Wellenlängenbereich um 0,6 Å und darüber — bietet sich in der Verwendung einer Mo-(Molybdän-)Anodenröhre mit Mo-Filter und Anwendung höherer Spannungen als 20 kV, in der Routine zwischen 25 kV und 35 kV.

Das Element *Molybdän* bietet sich aus verschiedenen Gründen an:
a) Der Schmelzpunkt liegt unter dem auf Grund ihres Emissionsspektrums infrage kommenden Metallen am höchsten,
b) die Wärmeleitzahl ist mit 0,34 cal/cm · s · grad als günstig anzusehen (entsprechender Wert für W [Wolfram] gleich 0,40 cal/cm · s · grad),
c) Molybdän als Antikathode emittiert bei Spannungen über 20 kV neben dem Bremsspektrum noch das charakteristische Spektrum der K-Gruppe von Mo im Wellenlängenbereich 0,6 Å—0,75 Å, damit wird also eine verstärkte Strahlungsintensität in dem für den Kontrast optimalen Bereich erzeugt;
Besteht das Filtermaterial ebenfalls aus Molybdän, so wirkt es auf Grund der sprunghaften Änderung seines Absorptionskoeffizienten bei 0,6 Å sehr different auf die Wellenlängenbereiche der Strahlung unter und über 0,6 Å, d. h. stark absorbierend unter 0,6 Å und sehr durchlässig über 0,6 Å. Diese Filterwirkung ist in der beschriebenen Weise nur für die Nahbereiche um 0,6 Å mit Vorteil für unsere Zwecke anzuwenden, da zu beiden Seiten der Wellenlänge 0,6 Å das sog. λ^3-Gesetz für den Absorptionskoeffizienten gilt (siehe Abb. 3).

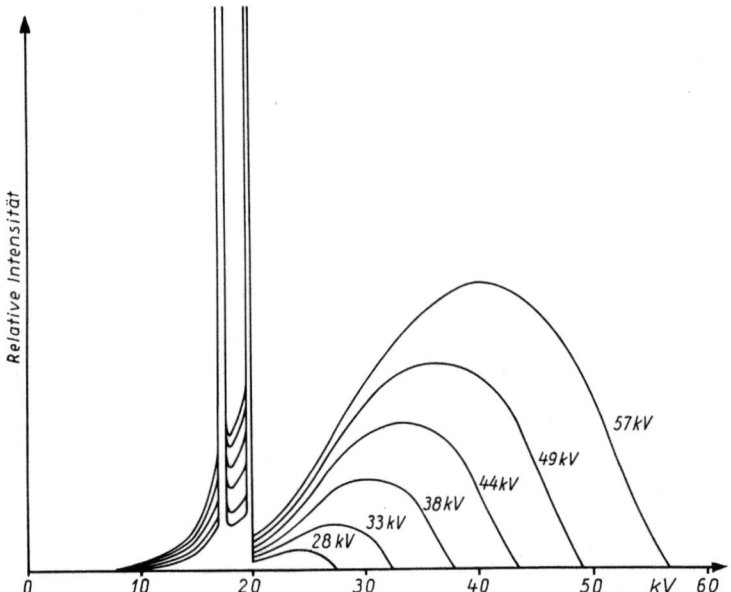

Abb. 3. Spektren einer Festanodenröhre mit Mo-Antikathode und 0,03 mm Mo-Filter für verschiedene Anodenspannungen. Betriebsspannung beim Mamma-Aufnahmegerät Senograph: 25—35 kV optimal, 0—40 kV Regelbereich.

Durch höhere Spannungen als 20 kV wird infolge des quadratischen Anstiegs der Strahlenausbeute mit der Spannung die Strahlenintensität im optimalen Wellenlängenbereich erhöht, die unerwünschten, kurzwelligen Anteile im Spektrum werden aber stark geschwächt. Die sich unter diesen Bedingungen ergebenden Röntgenspektren sind in Abb. 3 für einige Spannungen dargestellt. Man sieht, daß bei nicht zu hohen Spannungen das dem Kontrast schädliche Restspektrum unter 0,6 Å (d. h. über 20 kV) durch das Filter stark geschwächt und die Intensität im Bereich der charakteristischen Eigenstrahlung relativ verstärkt ist.

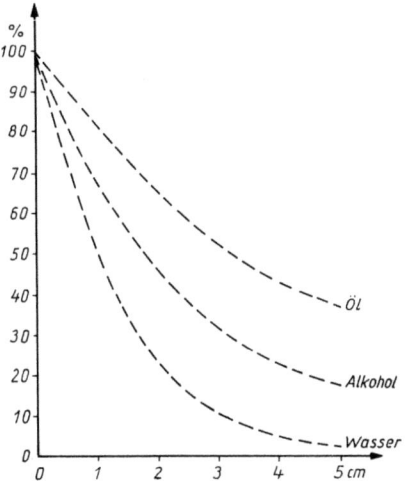

Abb. 4a. Senograph. Absorptionskurven. Molybdänanode 35 kV, Focus-Dosimeter-Abstand 47 cm, Fläche 54 cm².

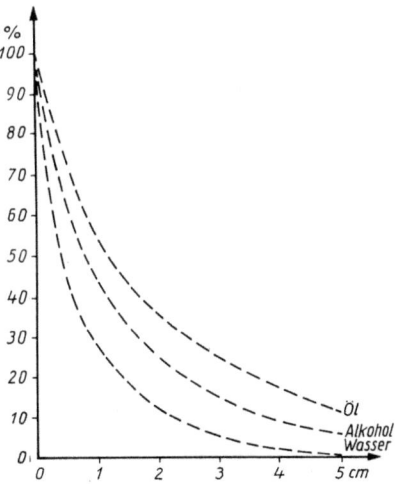

Abb. 4b. Absorptionskurven. Wolframanode 24 kV, Focus-Dosimeter-Abstand 47 cm, Fläche 54 cm².

Abb. 4 zeigt vergleichsweise die Absorptionsverhältnisse von drei der Mamma etwa gewebeäquivalenten Stoffen für eine Mo-Röhre mit Mo-Filter und eine W-Röhre mit Al-Filter.

Die *Absorptionsunterschiede* sind für Molybdän deutlich größer als für Wolfram, demnach auch die Kontraste. Zum gleichen Ergebnis kommen wir bei der Aufnahme eines Mikrodensitogramms (Abb. 5), d. h. Kalkeinschlüsse werden bei Wahl der Molybdän-Aufnahmeeinheit mit höherem Kontrast, also besser wahrnehmbar, abgebildet.

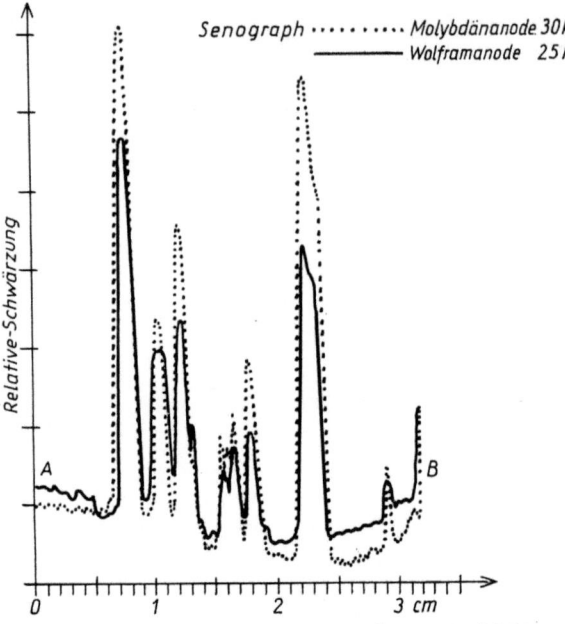

Abb. 5. Mikrodensitogramme. Senograph ---- Molybdänanode 30 kV
---- Wolframanode 25 kV
Mikrokalzifikation: CaSO$_4$-Einschlüsse in 1,5 cm Polyesterplatte und umgebender 3 cm Ölschicht.

3. Die aufnahmetechnischen Voraussetzungen der Mammographie

Ebenso wesentlich, wie die Lösung der physikalisch-technischen Grundlagen, ist die *funktionelle Seite* der Aufnahmetechnik zu beachten.

Folgende Voraussetzungen sollten konstruktiv erfüllt werden:

a) Es sollen die Standardprojektionen im cranio-caudalen und medio-lateralen Strahlengang grundsätzlich realisierbar sein. Dabei kommt der Aufnahme in cranio-caudaler Strahlenrichtung die *größere lokalisatorische* und der Aufnahme in medio-lateraler Strahlenrichtung die *größere informatorische Bedeutung* in der Aussage zu.

b) Diese Aufnahmeprojektionen sollten in ihrer Einstellmöglichkeit reproduzierbar sein, d. h. nicht durch veränderliche Lagerungsmöglichkeit des Mammaorgans eingeschränkt werden (z. B. im Liegen).

3. Die aufnahmetechnischen Voraussetzungen der Mammographie

c) Bei der Einstellung dieser Projektionen soll wenig „Masse" zu bewegen sein, d. h. möglichst nicht der zu Untersuchende.

d) Neben den Standardprojektionen sollte eine *Variabilität der Strahlungsrichtung*, etwa um den Drehpunkt der Mammille, bestehen. Diese veränderliche Einstelltechnik ermöglicht es, bei der Abklärung verdächtiger Befunde weitere Kriterien der Malignität oder Benignität aufzufinden. Die Wichtigkeit zusätzlicher Aufnahmeprojektionen wird im Rahmen der Malignitätskriterien und im Kapitel der Zusatzuntersuchungen zu besprechen sein.

e) Darüber hinaus sollen auch Projektionen möglich sein, die auf Grund der äußeren Körperform schwierig einzustellen sind. Hier kommt neben der axillären Weichteilaufnahme, deren diagnostische Bedeutung überschätzt wird, vor allem die sogenannte *dritte Ebene nach* Gros in Betracht. Die Aufnahme der dritten Ebene gibt den Übergang der lateralen Anteile des Drüsengewebes zur vorderen Achselhöhle wieder.

f) Die zu untersuchende Patientin soll in einer *bequemen, zumutbaren Haltung*, d. h. ohne Gefahr der Bewegungsunschärfe, verharren können. Wünschenswert wäre die Verschiebbarkeit der Röhren-Filmhalter-Einheit in allen drei Ebenen, so daß Aufnahmen sowohl im Sitzen oder Stehen wie auch im Liegen (z. B. bei schwerkranken Patienten, die wegen bestehender Wirbelkörperosteolysen nicht in den vorgenannten Haltungen radiographiert werden können) angefertigt werden können.

g) Eine in ihren wesentlichen Punkten standardisierte bzw. automatisierte Gerätebedienung, etwa durch Drucktastenbedienung usw. würde es gestatten, größere Patientengruppen in einer vorgegebenen Zeiteinheit zu mammographieren. Inwieweit die *Belichtungsautomatik* in der derzeitig angebotenen Lösung eine Vereinfachung der Einstelltechnik darstellt, ist nicht mit einem eindeutigen „ja" oder „nein" zu beantworten. Nach kritischer Auswertung von hunderten von Mammogrammen unter Berücksichtigung der Verteilung des absorbierenden Mediums sind wir zu dem Schluß gekommen, daß bei etwa 40 % der Bilder ein sogenanntes Absorptionsverteilungsmuster vorliegt, bei welchem das Maximum außerhalb der Dominante des Strahlendetektors zu liegen kommt. Die Abhängigkeit der Meßfläche von der Einstelltechnik bei derselben Patientin ist augenscheinlich und dürfte eine Ursache unserer Erfahrungen darstellen, daß die Belichtungsautomatik

1. nicht vor Fehlbelichtungen schützt, und

2. einen direkten Vergleich von verschiedenen Aufnahmen derselben Patientin nicht zuläßt. Wir selbst haben bei vergleichenden Untersuchungen mit und ohne belichtungsautomatisch gesteuerten Aufnahmen keinen signifikanten Unterschied in der Zahl der Fehlbelichtungen gesehen, lediglich der Anteil der Basisdiagnosen untereinander war deutlich different. Eine konstruktive Lösung würde eine Art „Vorbelichtung" des ausgeleuchteten Mammaorgans darstellen, welche dann als *dosisbestimmendes Integral* die Belichtungszeit vorgeben würde.

Nachdem oben die Grundforderungen der Aufnahmetechnik sowohl in physikalischer als auch in apparativer Hinsicht ausgesprochen worden sind, gilt die Frage zu beantworten, welche *konstruktiven* Lösungen von der Industrie angeboten werden.

Etwa bis zum Jahre 1968 wurde die Mammographie mit Kompromißlösungen betrieben, bei denen vorhandene Röntgeneinrichtungen speziell für diese Aufgabentechnik erweitert oder ergänzt wurden. Die Kompromißlösung betrifft sowohl die strahlenphysikalische als auch die aufnahmetechnische Seite.

Die Einführung des ersten Spezialgerätes „Senograph" (Hersteller: CGR — Koch & Sterzel, Essen), konnte bei den Anwendungen sofort durch die höhere Bildgüte und den damit verbundenen diagnostischen Aussagewert sowie durch die Einstellerleichterungen überzeugen. Trotzdem wurde gerade aus den Kreisen der Industrie dem überlegenen Aufnahmesystem mit einer Molybdän-Anoden-Röhre und einem Molybdän-Filter als optimal lange widersprochen. Mit einigen Verzögerungen haben jedoch alle namhaften Röntgengerätehersteller — offenbar überzeugt — dieses Prinzip übernommen. Grundsätzlich gilt es zwischen Kompaktgeräten und Zusatzeinheiten zu unterscheiden. Unter einem Kompaktgerät verstehen wir eine Aufnahmeeinheit mit eigenem Generator, welcher in seiner Spannungserzeugung den Anforderungen in der Weichstrahltechnik angepaßt worden ist. Zu den Vertretern der Kompaktgeräte zählen der „Senograph I und II" (Hersteller: CGR — Koch & Sterzel KG, Essen), der „Mammomat", (Hersteller: Siemens AG, Erlangen), der „Diagnost M" (Hersteller: Philips AG — C. H. F. Müller, Hamburg), der „Mammograph" (Hersteller: Fritz Hoffmann GmbH, Erlangen), der „Mammorex" (Hersteller: Picker AG, Espelkamp), sowie der „MMX" (Hersteller: General Electric, Vertrieb Frankfurt/Main).

Daneben stellen einige der oben genannten Firmen eine sogenannte Zusatzeinheit her, die von der aufnahmetechnischen Seite her im wesentlichen den Anforderungen der Mammographie angepaßt worden sind, wobei die Röhrenfilmhaltereinheit zu einem vorhandenen entsprechend angepaßten Generator angeschlossen werden kann.

Mit Ausnahme des „Senograph" arbeiten alle derzeit auf dem Markt befindlichen Spezialgeräte mit Drehanodenröhren. Es besteht bis heute in der Industrie keine einhellige Auffassung darüber, ob Geräte mit einer Festanodenröhre oder solche mit einer Drehanodenröhre in erzielbarer Bildgüte und praktischer Anwendung zweckmäßiger sind.

Folgende Merkmale stehen sich bei dieser Betrachtung gegenüber:

Festanodenröhren in der gegebenen Ausführung und Schaltung

a) reduzieren gegenüber Drehanoden die den Kontrast und die Schärfe mindernde extrafokale Strahlung,

b) vermeiden durch direkte Wasserkühlung der Anode Abkühlungsprobleme.

Drehanodenröhren ermöglichen unter sonst gleichen Bedingungen eine höhere Momentanbelastbarkeit.

Die geringere Leistung der Festanodenröhre wirkt sich entsprechend auf die Anforderung an den Generator aus, so daß Festanodengeräte preiswerter hergestellt und angeboten werden können.

Wenngleich der Großteil der Radiologen mit mammografischer Praxis sich für eine diagnostisch optimale Aufnahmeeinrichtung mit Molybdän-Anodenröhre und Molybdän-Filter entschieden hat, existieren doch noch eine ganze Reihe von in Betrieb befindlichen Kompromißlösungen der oben genannten Art. Es ist unschwer einzusehen, daß eine Diagnostikröhre, die sowohl in der Diagnostik mit mittlerem KV-Bereich als auch in der Hartstrahltechnik im Einsatz steht, den Forderungen

3. Die aufnahmetechnischen Voraussetzungen der Mammographie

einer für das Mammogramm charakteristischen Strahlenqualität nur teilweise genügen kann. Auch hinsichtlich der Aufnahmetechnik können nur wenige der oben angeführten Forderungen erfüllt werden. Es kann die immer wieder aufgestellte Behauptung nicht unwidersprochen hingenommen werden, daß mit einer weniger

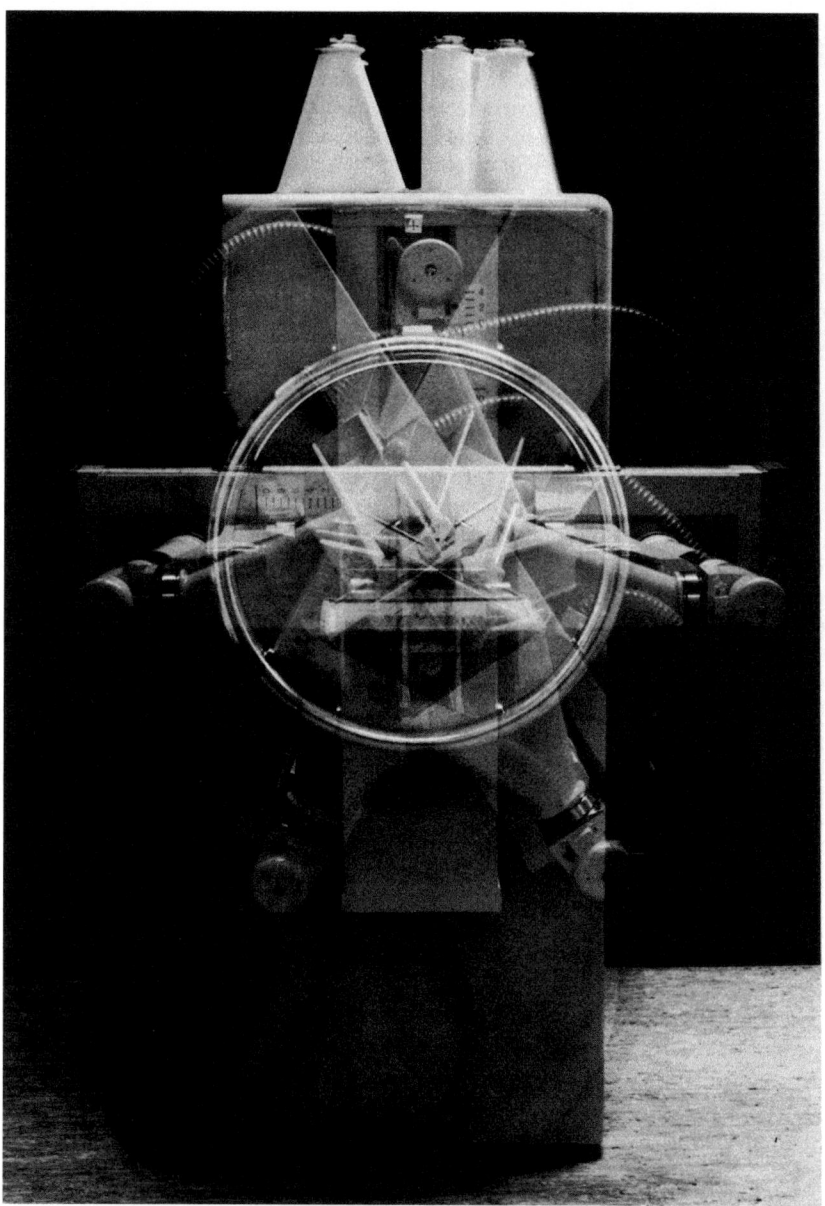

Abb. 6. *Senograph* I, Spezial-Mammographie-Gerät der Firma
CGR — Koch & Sterzel KG, Essen

aufwendigen Apparatur ebenso gute Bilder zu gewinnen seien. Man muß sich darüber im klaren sein, daß eine größere Verantwortung auf dem beurteilenden Arzt lastet, der eine Kompromißlösung hinsichtlich seines Aufnahmesystems eingeht. Dazu kommt noch, daß eine solche Kompromißlösung vorwiegend dem Kollegen empfohlen wird, der keinen großen Durchgang an mammographischen Untersuchungen zu erwarten hat. Die *Kombination der fehlenden diagnostischen Erfahrung* mit einer *weniger aufwendigen* Aufnahme-Apparatur muß zwangsläufig die Quote der *Fehldiagnosen* ansteigen lassen, was dann — wie schon in den früheren Jahren — der Methode fälschlicherweise angelastet werden wird. Abgesehen von organisatorischen Gründen sollte man sich schon aus dieser Tatsache heraus für eine angemessene Aufnahme-Einrichtung entscheiden, oder aber die Mammographie aus seiner diagnostischen Tätigkeit ausklammern.

Der nachfolgende, in Atlasform zusammengefaßte *Bildteil* (siehe Seite 48 ff.) stellt eine nach aufgestellten *Basisdiagnosen* zugeordnete Auswahl von Röntgenaufnahmen dar, die mit dem Spezial-Mammographie-Gerät — Senograph I (Hersteller: CGR — Koch & Sterzel, Essen) hergestellt worden sind. Wir arbeiten seit Herbst 1967 mit diesem Röntgengerät und verfügen zur Zeit der Drucklegung dieses Bandes (2. Auflage) über eine Erfahrung an etwa 21 000 Patientinnen.

4. Die filmtechnischen Voraussetzungen der Mammographie

Die wenig unterschiedlichen Absorptionskoeffizienten der in ihrer Bedeutung doch sehr differenten in der Mamma vertretenen Gewebsanteile bedingen ein Filmmaterial, das eine *steile Gradation* aufweist und dadurch noch *Kontrastsprünge* bei vorgegebener *Strahlenqualität* zuläßt. Gleicherweise muß die *Empfindlichkeit* des Filmmaterials heraufgesetzt werden, um lange Belichtungszeiten zu vermeiden. Es muß ein Film von wohl ausgewogener *Feinkörnigkeit* mit hoher *Zeichenschärfe* gefordert werden. Der Feinkörnigkeit ist durch die Fokusgröße der Röntgenröhre eine Grenze gesetzt, weil sonst die geometrische Unschärfe an Bedeutung gewinnen kann. Das Ergebnis der Versuche, ein kontrastreiches Mammogramm mit hoher Detailerkennbarkeit zu erhalten, stellt von Seiten der Filmindustrie zur Zeit der *Spezialfilm aus dem Sortiment der zerstörungsfreien Werkstoffprüfung* dar. Als Definition hat wohl zu gelten, daß dieser feinkörnige Film mit hohem Kontrastfaktor den derzeit möglichen Kompromiß zwischen Kontrast und Auflösungsvermögen darstellt. Es handelt sich um einen folienlosen Film, der alle möglichen Variationen des physiologischen und pathologischen Zustandes des Mammagewebes im Rahmen einer vergleichbaren Kontrastierung widergibt.

Die Verwendung von Verstärkerfolien — zur Verringerung der Strahlen- und Röhren-Belastung und zur Erhöhung des Bildkontrastes — ist nach immer neuen Versuchen zur Zeit wieder im Gespräch. Bisherige Versuche mit sogenannten Vakuumkasetten (zum einwandfreien Kontakt zwischen Film und Folie) haben zwar gezeigt, daß die *Zeichenschärfe des Stützgewebes* und der damit verwandten morphologischen Substrate, zunehmen kann, daß jedoch die *flaueren Strukturen* des Drüsenkörpers sowohl in quantitativer wie qualitativer Hinsicht *verloren* gehen können.

Der Mammographie-Film darf selbst keinen wesentlichen *Grauschleier* besitzen, der vom Verhältnisfaktor Schichtträger zur photographischen Schicht abhängt. Die erzielte Bildgüte hält somit ein vergleichbares Maß wechselseitig beeinflussender Faktoren von Körnigkeit, Quantenrauschen und Schärfe sowie Auflösungsvermögen dar. Eine wesentliche Forderung besteht, daß der Mammographiefilm *allen* Verarbeitungswegen zugängig sein soll, insbesondere soll er maschinell verarbeitungsfähig sein. Dabei gilt es, ein zuverlässiges Verhältnis zwischen Verarbeitungszeit und Kontrasterhalt zu finden.

Derzeitig gibt es auf dem Markt mehrere Filmsorten verschiedener Röntgenfilmhersteller, die als Mammographiefilm gekennzeichnet sind, und die doch einige Unterschiede zueinander aufweisen. Es bleibt wohl örtlichen und institutsgebundenen Gewohnheiten überlassen, welchen Mammographiefilm man bevorzugt. Wir selbst benutzen aus Gründen der maschinellen Verarbeitungsfähigkeit zur Zeit den Kodak-Medical-Definix-Röntgenfilm sowie den Dupont-NT 75 bzw. Dupont 75 M, beide Filme sollten einer maschinellen Entwicklungszeit von mindestens 7 Minuten unterworfen werden. Den Vorzug einer etwa 15—20%igen höheren Empfindlichkeit des Dupont-N 75-Mammographiefilmes gleicht der Kodak-Definix-Medical-Mammographiefilm durch besseres Ausfixieren wieder aus. Die maximale Empfindlichkeit im Spektrogramm liegt bei beiden Filmen in dem gewünschten Bereich von etwa 600—750 nm Wellenlänge.

Die Notwendigkeit, einen sogenannten *Doppelfilm,* d. h. 2 Filme unterschiedlicher Gradation im — Toastverfahren — gleichzeitig zu belichten, ergibt sich bei dem vorgegebenen Aufnahmesystem *nicht mehr,* ein solcher Aufwand ist weder finanziell noch von der Mehrarbeit her gerechtfertigt.

5. Organisatorische Fragen

Aufgrund unserer Erfahrung an einer Untersuchungsreihe von jetzt über 21 000 Patientinnen seien in diesem Kapitel einige Fragen angeschnitten, die sich bei der Durchführung der Mammographie in der *täglichen Praxis* stellen werden.

Zunächst einmal haben wir zu unterscheiden zwischen zwei, grundsätzlich unterschiedlichen Verfahrensformen. Einmal führen wir einen *Überweisungsauftrag* eines Kollegen durch, der aufgrund einer klinischen Symptomatik eine Röntgenuntersuchung der Mammae wünscht bzw. wir stellen selbst aufgrund des Untersuchungsbefundes die Indikation zu Untersuchung, oder aber wir führen eine *Reihenuntersuchung* mit oder meist ohne klinischen Befund durch zur *Früherkennung eines klinisch nicht bekannten Mamma-Karzinoms.*

In beiden Fällen sollte der Röntgenuntersuchung die Erhebung der *Anamnese* sowie die *lokale Untersuchung der Brust durch Inspektion und Palpation* vorausgehen. Sowohl die *Anamnese,* die nach Standardfragen ausgerichtet sein sollte, wie auch der *klinische Befund,* der ebenfalls nach einem bestimmten, nach Art des Untersuchers unterschiedlichen Schema erhoben wird, muß *schriftlich fixiert* werden. Eine umfassende, erklärende Befundung der Mammogramme ist ohne Anamnese und Lokalbefund nicht möglich; zum anderen ermöglicht auch eine Röntgenkontrollaufnahme erst unter Berücksichtigung anamnestischer Daten wie Abweichungen vom Vorbefund der klinischen Untersuchung eine sichere Aussage. Es sei in diesem Zusammenhang noch einmal mit aller Deutlichkeit gesagt, daß die Befundung eines Mammogrammes *ohne* Anamnese und Lokalbefund *unzureichend* bleiben muß.

Andererseits ist eine *einheitliche* Dokumentation anzustreben, die es ermöglichen würde, Daten verschiedener Kliniken, Institute überregional zusammenzufassen und statistisch auszuwerten. Dies wiederum bedingt eine *Schematisierung* der Befragung wie auch der klinischen Untersuchung und nicht zuletzt auch in der Befundung. Diese vorangestellten Überlegungen erfordern einen Kompromiß

```
NAME:

┌─────────────────┐
│ 1. DATENKOPF    │
└─────────────────┘
                                        1 ┌─┬─┬─┬─┬─┐
                                          └─┴─┴─┴─┴─┘
1.1  LAUFENDE NUMMER
                                        6 ┌─┬─┬─┬─┬─┐
1.2  UNTERSUCHUNGSDATUM                   └─┴─┴─┴─┴─┘
1.3  GEBURTSDATUM                      12 ┌─┬─┬─┬─┬─┐
                                          └─┴─┴─┴─┴─┘

┌─────────────────┐
│ 2.  ANAMNESE    │   keinen=0 (Menopause, Gravidität, Amenorrhoe)
└─────────────────┘   unregelmäßig=7; f.A.=9
2.1  ZYKLUS           ≧3Wo.=3; ca. 4 Wo.=4;≧ 5 Wo.=5      18 ┌─┐
                      DAUER in Tagen;≧ 8 Tage=8; f.A.=9      └─┘
                      ZYKLUSZEIT: Wenn Zyklus regelmäßig, dann ┌─┐
                      Angabe der Zykluszeit in Sp.20,21 in Tagen.
2.2  MENOPAUSE        NEIN=00 oder Zykluszeit in Tagen;
                      ja=Jahreszahl; spotting=88; f.A.=99  20 ┌─┐
                      physiolog. oder künstlich (zutr. unterstr.)
2.3  MENARCHE         nein=oo; ja=Jahreszahl; f.A.=99        ┌─┐
                                                             └─┘
2.4  ABORTUS          nein=0; ja=Anzahl insges.
                      ≧8 Aborte=8; f.A.=9                 24 ┌─┐
2.5  GRAVIDITÄT       keine=0; ja=Anzahl insges. 8 Geb.=8; f.A.=9
                      Die ersten 3 Schwangerschaften und   25 ┌─┐
                      die letzte einzeln dokumentieren (max.4)
                      mit Jahreszahl und zugehöriger
                      Laktationsdauer (s.u.).
                      (Wenn 0 oder 9 in Sp. 25,
                      dann in Sp. 26 bis 37 blank) 1.  2.   3.   letzte
                                                   ┌─┬┐ ┌─┬┐ ┌─┬┐ ┌─┬┐
                                                   └─┴┘ └─┴┘ └─┴┘ └─┴┘
2.6  LAKTATIONSDAUER                                34           37
         keine=0; f.A.=9
         Dauer in Mon.:
         ≦1 Mon.=1; 2 Mon.=2; ...;
         ≦8 Mon.=8;
2.7  SEXUALHORMONE Präparat: .............
         keine=00; f.A.=99;
         ja= Einnahmedauer in Monaten: 01 bis 98    ┌─┐
                                              38    └─┘
2.8  FAM. Tumorbelast. nein=0; Mutter: Brust=1; GYN=2; andere=3 ┌─┐
             f.A.=9; Vater=4; andere Fam.Mitgl.=5               └─┘
2.9  MASTITIS     nein=0; re=1; li=2; bds.=3; f.A.=9;    41 ┌─┐
                                                            └─┘
2.10 PROBE-       nein=0; ja=Anzahl insges.; f.A.=9         ┌─┐
     EXCISIONEN   (Wenn 0 oder 9 in Sp. 42, dann in Sp. 43 b. 48
                  blank).
                  Die letzten beiden PEs einzeln dokumentieren
                  mit Lokalisation u. Jahreszahl
                  re=1; li=2; bds.=3; f.A.=9          43 ┌─┐ ┌─┐
                  Jahreszahl; f.A.=99                 45 ┌─┬─┬─┬─┐
                                                         └─┴─┴─┴─┘
2.11 ERFOLGTE ZUSÄTZ. keine=0; Punktion=1; Pneumocystogr.=2;
     UNTERSUCHUNGEN   Galaktogr.=3; frühere MAmmogr.=4; f.A.=9; ┌─┐
2.12 UNTERSUCHUNGS-   Kontrolle oder Vorsorge=1; Schmerz=2; Primär-
     ANLASS.          Tumorsuche=3; Knoten Mamma=4; Kn.Axill.=5;
     BESCHWERDEN      Sekretion=6; Hautveränderung=7; f.A.=9    ┌─┐
                                                                └─┘
```

Abb. 7. Erläuterung siehe Text

3. BEFUND

3.1 SEKRETION

<u>re.</u>: nein=0; farblos=1; milchig=2; blutig=3; f.A.=9
<u>li.</u>: dto

52 ☐

3.2 TASTBEFUND MAMMA

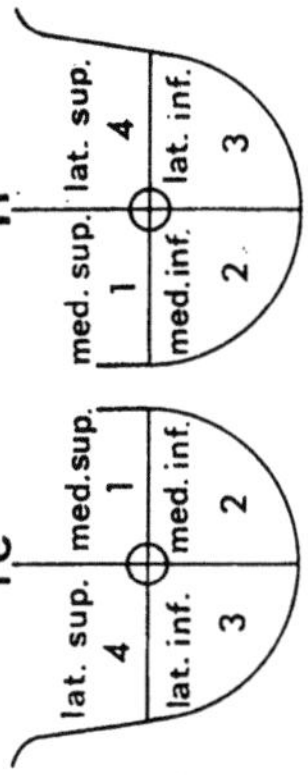

<u>re.</u>: Normal-Bef.=0; Zust. nach Ablatio=8; f.A.=9
<u>pathol.-Befund</u>:

Anzahl: 1; 2; ...; ≧ 7 Knoten=7;   53 ☐ A

(Wenn 0,8 oder 9 in Sp. 53 bzw. 59, dann
blank in Sp. 54 bis 58, bzw. 60 bis 64).

Lokalisation (Quadrant): med-sup=1; med-inf=2;
lat-inf=3; lat-sup=4; retromamillär=5;
bei Lokalisation in mehr als 1 Quadranten
Angabe des 2. Quandranten in Sp. 55 bzw. 61,
sonst blank; f.A.=99   54 ☐☐ L

Größe:Ganzzahliges Vielfaches von o,5 cm ∅ :
≦1x0,5 cm=1; 2x0,5=2; 3x0,5=3;.....;   ☐ G
≧8x0,5 cm=8; f.A.=9

Konsistenz: weich=1; mittel=2;
hart=3; Ödem=4; f.A.=9   ☐ K

Verschieblichkeit: nein=0; ja=1; f.A.=9   58 ☐ V

Bei mehreren Knoten werden die Merkmale Größe, Konsistenz und
Verschieblichkeit des in Sp. 54 bzw. 60 dokumentierten Knotens
angegeben.

<u>li:</u> dto in gleicher Reihenfolge   59 ☐☐☐☐☐
                                         A L   G K V

3.3 TASTBEFUND AXILLA

<u>re:</u> Normal-Bef.=0; f.A.=9
(Wenn 0 oder 9 in Sp. 65 bzw. 69, dann
blank in Sp. 66 bis 68 bzw. 70 bis 72).   A G K V

Anzahl, Größe, Konsistenz,
Verschieblichkeit in Reihenfolge   re 65 ☐☐☐☐
und Kodierung wie unter 3.2   li 69 ☐☐☐☐

<u>li:</u> dto

4. DIAGNOSE

                                          re   li
4.1 BASIS-DIAGNOSE   73 ☐   ☐

$M_0=0$; $M_1=1$; $M_2=2$; $M_3=3$; $M_4=4$;
$M_5/M_1=5$; $M_6=6 M_4=7$; f.A.=9
Wenn 9 in Sp. 73 bzw. 74, dann blank in Sp. 75 bis 78

4.2 VERDACHT $M_7=7$ weder Verdacht ⎫
4.3 NACHWEIS $M_8=8$; noch Nachweis ⎬ = 0   75 ☐ ☐
                                          ⎭

4.4 ERWEITERUNGS-
     DIAGNOSE $M_9=9$; keine=0   77 ☐ ☐

4.5 Therapie-   keine=0; zeitige Kontrolle=1;
     Empfehlung vorzeitige K.=2; PE=3; f.A.=9;
                                                  79 ☐
4.6 ZWEITTUMOR welcher: ....; nein =0; ja=1; f.A.=9;
                                                  80 ☐

UNTERSUCHER:

Abb. 7. (Fortsetzung)

zwischen der exakten, ausführlichen Befragung mit Erhebung aller einzelnen anamnestisch faßbaren Daten sowie der Auswertung der genauen klinischen Untersuchung im Verhältnis zum vertretbaren Maße des Aufwandes sowie der Übersichtlichkeit und der Auswertbarkeit der erfaßten Daten. Wir haben uns entschlossen, einen den international eingeführten, 80spaltigen Lochkarten angepaßten Datenträger zu entwerfen (siehe Abb. 7), der neben der Personenidentifikation und der uns wesentlich erscheinenden anamnestischen Daten auch den klinischen Befund und die Diagnose einschließlich der sich daraus ergebenden Konsequenz umfaßt. Dieses Formblatt stellt die Weiterentwicklung des zunächst in unserem Institut verwendeten Untersuchungsprotokoll dar. Bei der Auswahl der Fragen haben wir uns große Beschränkung auferlegt. Wir haben die Erfahrung gemacht, daß weiterreichende Fragen in einem hohen Prozentsatz von den zu untersuchenden Patienten nicht oder nur unzureichend beantwortet werden können. Die Miteinbeziehung zur statistischen Auswertung ist damit infrage gestellt. Auch das Anhalten zur knappen Dokumentation des klinischen Befundes soll nicht nur den Zeitaufwand herabsetzen, es sollten auch mißverständliche Deutungen bei der statistischen Auswertung bzw. Übertragung vermieden werden, die möglicherweise einer individuell unterschiedlichen Formulierung zuzuschreiben sind.

Das Dokumentationsblatt ist für jeden Patienten doppelt angelegt mit einem schon eingefalzten Kohlepapier; ein Datenträger verbleibt bei den Unterlagen, der Durchschlag kann unmittelbar zur statistischen Auswertung weitergegeben werden.

Wesentlich zur Vereinfachung und zur allgemeinen wie gezielten Auswertung ist auch das Aufstellen eines *Befundungs-Kataloges*. Mit der Eintragung des Befundungs-Synonyms wird der untere Abschnitt der Doppelkarte abgeschlossen.

Ein weiteres Problem war es also, einen Befundungskatalog aufzustellen, der trotz der vielfältigen Bilder übersichtlich bleibt. In Kapitel III ist ein solcher Befundungskatalog zusammengestellt worden, nach dessen Richtlinien der Bild-Teil zusammengestellt worden ist. Dabei ist der Versuch unternommen worden, die *nachweisbaren Veränderungen* im Röntgenbild *histologischen Gewebsstrukturen* zuzuordnen und nach Sicherung zu einheitlichen Diagnosebegriffen zusammenzufassen. Dabei sollte die Zahl der klinischen Begriffe beschränkt bleiben, gleichzeitig sollte am Synonym alleine erkennbar bleiben, welche Konsequenz sich aus der Befundung für die Patientin ableitet. Wir haben auf diese Basis hin unsere Befundung durchgeführt und auch in der Zusammenarbeit mit der Frauenklinik des Klinikum Essen (Direktor: Prof. Dr. med. Nordmeyer) angewendet. Die Verständigung mittels dieses Schemas ist vereinfacht. Es sei dies am Beispiel des *Synonym M_7* erklärt:

Unter dem Diagnosebegriff M_7 fassen wir alle Röntgenbefunde mit dem Nachweis eines Malignitätskriteriums zusammen. Zusammen mit der Basisdiagnose fordert die Wahl dieses Begriffes die Konsequenz, daß die Patientin sich kurzfristig zu einer Röntgenkontrolle einzufinden hat. Die Kontrolle erfolgt zweckmäßigerweise in einer zeitlich anderen Zyklusphase als die Erstuntersuchung. Durch die Größe unseres Institutes bedingt wird in der Regel die Kontrolle in der 6. Woche nach der Erstuntersuchung anberaumt. Dabei sind folgende Überlegungen maßgebend:

a) Es ist wünschenswert, eine *Röntgenkontrolle während einer anderen Zyklusphase* als bei der Erstuntersuchung durchzuführen. Wenn auch der sicherlich vorliegende Hormoneinfluß auf die Brustdrüse nicht immer eindeutig ablesbar ist, so können von Fall zu Fall hormongebundene Veränderungen bei der Kontrolle aufgefunden werden.

Unter gleichen Überlegungen ist auch eine Kontrolle schon nach 3 Wochen möglich, wenn dies die Arbeitseinteilung des Institutes oder der Röntgenabteilung zuläßt.

b) Bei dem angegebenen *Kontrolltermin als Zwischenzeitraum* handelt es sich meiner Meinung nach um einen noch vertretbaren Zeitverlust, wenn bei der Kontrolle ein Malignom diagnostiziert bzw. operativ gesichert wird. Andererseits können zwischenzeitlich auftretende Veränderungen die Befundung erleichtern.

c) Dies findet besonders seinen Niederschlag, wenn dann *zusätzliche Aufnahmeprojektionen* zuhilfe genommen werden. Mit zusätzlichen Projektionen wird der näher zu untersuchende Bezirk von Überlagerungen freiprojeziert. Darüber hinaus können weitere Malignitätskriterien aufgefunden werden, die von der Strahlrichtung abhängig sind (z. B. das Reißnagelphänomen nach BACLESSE).

d) Der *Umfang* der Kontrolluntersuchung sollte sich danach richten, daß nach Abschluß der Kontrolluntersuchung eine *Diagnose* gestellt werden kann.

6. Zusatzuntersuchungen

In dem folgenden Kapitel sollen die Zusatzuntersuchungen besprochen werden, die sowohl die Voraussetzung zur Röntgenuntersuchung der Mamma (die Protokollierung der Anamnese und des klinischen Lokalbefundes) als auch weiterführende Ergänzungsuntersuchungen bei entsprechender Indikation (Kontrollmammographie, gezielte Punktion, Galaktographie) darstellen.

a) Die klinische Untersuchung

Eine *unerläßliche* Voraussetzung zur einwandfreien, sicheren Befundung der durchgeführten Mammographie ist die Hinzuziehung wesentlicher, *anamnestischer Daten* sowie die eingehende, *lokale Untersuchung*. Im vorangegangenen Kapitel wurde unser Vorschlag zur Erstellung eines Untersuchungsprotokolles vorgestellt, der die Möglichkeit einer zentralen, statistischen Auswertung von Untersuchungen verschiedener Institute oder Kliniken einschließlich der erstellten Diagnosen als Voraussetzung hat. Wenn wir in diesem Kapitel die klinische Untersuchung kurz skizzieren, so soll damit die Wichtigkeit dieser Untersuchung für die Befundung unserer Röntgenbilder herausgestellt werden. Zweckmäßigerweise sollte man sich ein Untersuchungsschema erarbeiten, das in gleicher Weise bei jeder zu untersuchenden Patientin angewandt werden soll. Ich bin mir bewußt, daß der Ausführlichkeit einer solchen Untersuchung aus vielerlei Gründen enge Grenzen gesetzt sind. Gleichwohl darf sie — wenn auch in noch so einfacher Form — nicht unterlassen werden. Im folgenden sei unsere Untersuchungsmethodik vorgestellt, die wir in der Regel bei unseren Patientinnen anwenden, wenn diese nicht mit einem schon ausgefüllten Befundzettel uns überwiesen werden. Dabei werden lediglich *Abweichungen* von der Norm *protokolliert*.

Zunächst erfolgt eine eingehende Betrachtung des entblößten Oberkörpers der Patientin, wobei der Turgor und die symmetrische Ausbildung des Corpus mammae, die Hautbeschaffenheit in Art und Farbe, Veränderungen im Bereich des Warzenhofes und die Hautvenenzeichnung schon einigen Aufschluß geben und den Palpationsbefund ergänzen können. Nicht selten entdeckt man im Mamillenbereich feinere Krustenbildungen, die auf eine intermittierende Sekretion hinweisen, ohne daß sie der Patientin bewußt werden brauchen.

Nach folgenden Kriterien sollten Inspektion und Palpation durchgeführt werden:

Inspektion
- a) Seitenvergleich in Form, Gestalt und Größe.
- b) Beachtung unterschiedlicher Wölbungen, so die Abweichung von der Kreisbogenkontur.
- c) Verhalten der Mammillen, wie etwa Retraktion.
- d) Stand der Mammillen, etwa exzentrisch und different.
- e) Spontanabsonderung aus der oder den Mammillen.
- f) Ekzematöse Veränderungen im Bereich der Areola.
- g) Einziehung der Haut, wie etwa der Krebsnabel.
- h) Entzündliche oder erythematöse Hautveränderungen.
- i) Apfelsinenschalenartige Veränderung der Hautoberfläche.
- j) Hautniveauveränderung bei verschiedenem Hautzug (Plateautest nach JACKSON).

Palpation
- a) Prüfung der Hautverschieblichkeit und der Konsistenz des darunterliegenden, tieferen Gewebes.
- b) Suche nach Resistenzen innerhalb des Drüsenkörpers durch die bimanuelle Palpation, Prüfung einer aufgefundenen Verhärtung auf Konsistenz und ihre Beziehung zur Haut und der Thoraxwand.
- c) Austasten der Axilla und der Supraklavikulargruben beiderseits.
- d) Bei der Angabe der mammillären Sekretion sollten die einzelnen Quadranten des Corpus mammae von der Thoraxwand her zur Mammille ausgestrichen werden.

Die voran angeführten Punkte stellen die wesentlichen *Grundlagen* der Inspektion und Palpation dar. Sie können variiert und erweitert werden, in dem der Untersuchungsgang sowohl im Sitzen wie auch im Liegen vorgenommen werden kann, darüber hinaus kann eine verschiedene Haltung der Arme oder des Oberkörpers einen aufgefundenen Befund besser „faßbar" und damit auch „deutbar" bringen. Kurz seien der Vollständigkeit halber die verschiedenen bedeutsamen Positionen erwähnt,

- a) die Normalhaltung — bei herabhängenden Armen,
- b) bei Hochhalten der Arme,
- c) bei Hüfthalten der Arme — bewirkt eine Anspannung des M. pectoralis maior
- d) bei der Ballnetz-Hängelage nach LÖNNE.

Man sollte sich erziehen, bei einer Patientin immer nach dem gleichen Untersuchungsschema vorzugehen, die Abweichungen von der Norm sollten dann *protokolliert* werden (siehe auch Abb. 7).

b) Kontrollmammographie

Die Kontrollmammographie stellt die einfachste Form der Erweiterung einer Erstuntersuchung dar. Grundsätzlich stellen sich zwei Fragen:

1. *wann* ist der Zeitpunkt?
2. *wie* ist die Art der Wiederholungsuntersuchung zu wählen?

1. Den *Zeitpunkt der Wiederholungsuntersuchung* sollte man einerseits so wählen, daß man sich eine Verschleppung eines bösartigen Prozesses nicht anlasten muß,

andererseits sollte — neben organisatorischer Voraussetzung — auch eine Veränderung des verdächtigen Befundes, sei es zum Guten oder zum Bösen hin, deutlich werden. Bei uns hat sich grundsätzlich eine *Kontrolle nach 6 Wochen* eingebürgert, wenn Befunde vorliegen mit dem Nachweis von einem Malignitätskriterium. Einmal lassen bei einem solch großen Patientengut organisatorische Gründe einen früheren Termin nicht zu, andererseits ist dann der Termin von 6 Wochen so gewählt, daß bei Frauen im geschlechtreifen Alter die Wiederholungsuntersuchung zu einer *anderen Zyklusphase* erfolgt als die Erstuntersuchung. So können gegebenenfalls nachweisbare, jedoch zyklusabhängige Veränderungen erkannt und entsprechend eingeordnet werden. In diesem Zusammenhang ist festzustellen, daß es keine sicheren röntgenologischen Kriterien zur Erkennung einer bestimmten Zyklusphase gibt, gleichwohl können individuell geprägte Veränderungen in Form einer Betonung einzelner Gewebsanteile vorliegen, die zu einer anderen Zyklusphase mammographisch nicht nachweisbar sind. Diesen Möglichkeiten soll durch die Wahl dieses Zeitabschnittes begegnet werden. Selbstverständlich kann unter den gleichen Gesichtspunkten eine Kontrolle nach 3 Wochen auf den Termin der Erstuntersuchung erfolgen. Dann würde jedoch der oben angeführte zweite Punkt, der uns zu dem 6-Wochen-Termin bewogen hat, nicht zum Tragen kommen.

2. Die *Art der Wiederholungsuntersuchung* richtet sich im wesentlichen nach dem bei der Erstuntersuchung erhobenen Befund. Ob eine Wiederholung der Röntgenaufnahmen in den Standardprojektionen oder eine Ergänzung der Voraufnahmen durch zusätzliche Projektionen erfolgt, machen wir von dem Kriterium abhängig, welches zur Verdachtsdiagnose bei der Erstuntersuchung beigetragen hat. Man sollte in jedem Falle anstreben, die Kontrollmammographie dergestalt und so umfangreich durchzuführen, daß bei Abschluß dieser Kontrolluntersuchung eine *Diagnose* gestellt werden kann. Eine nochmalige Kontrollmammographie bei Weiterbestehen des zweifelhaften Befundes sollte in jedem Falle vermieden werden. Ist dies der Fall, so ist eine sofortige *Probeexzision* unter der Diagnose „Malignom wahrscheinlich" anzustreben. Nach unseren Erfahrungen erbringt eine nochmalige Röntgenuntersuchung in Form einer zweiten Kontrollmammographie in der Regel keine weitere diagnostische Klärung, es sei denn, man zögert den Zeitpunkt der zweiten Kontrolle so weit hinaus, daß dann aber auch eine Verschleppung des Tumorleidens in Kauf genommen werden muß. Wenn wir unseren Patientendurchgang von 100 bis 140 Patientinnen pro Woche und eine Gesamtzahl von mehr als 21 000 Patientinnen berücksichtigen, so ist immer noch mit einem Prozentsatz von 5—6 % verdächtiger Befunde zu rechnen. Wir selbst führen in solchen Fällen dann noch eine weiterführende Zusatzuntersuchung durch, die sich auf eine *gezielte Punktion* mit der anschließenden zytologischen Auswertung oder bei der entsprechenden klinischen Symptomatik auf eine *Galaktographie* (Kontrastmitteldarstellung des Milchgangsystems) erstreckt. Wir haben die Erfahrung gemacht, daß durch diese beiden weiterführenden Untersuchungsverfahren etwa *ein* weiteres Prozent an verdächtigen Befunden abgeklärt werden kann, in jedem Falle werden, wie schon oben angeführt, die übrigen Patientinnen einer gezielten Probeexzision mit der histologischen Klärung zugeführt.

Schon bedingt durch den zeitlichen Aufwand, den die beiden besprochenen Untersuchungsverfahren beinhalten, und durch die notwendige diagnostische Erfahrung bin ich der Meinung, daß diese Untersuchungsverfahren der gezielten Punktion oder Galaktographie zentralen Untersuchungsstellen vorbehalten bleiben sollten. Wird die Diagnose anhand der Erstuntersuchung oder unter Berücksichtigung der

20   II. Grundlagen

Kontrollmammographie gestellt, so ist bei verdächtigen bzw. bei sicher malignen Befunden die sofortige Probeexzision anzustreben. Die *Lokalisation* kann nach folgendem Schema vorgenommen werden:

Die mediolateralen und die craniocaudalen Aufnahmen werden versetzt zueinander im Schaukasten dergestalt aufgehängt, daß die mediolaterale Aufnahme mit ihrer Thoraxwandbegrenzung die seitliche Begrenzung eines Rechteckes darstellt, das freigelassen wird. Die craniale Begrenzung erfolgt durch die craniocaudale Aufnahme, die in dieses Rechteck hineinragt, d. h. daß die Thoraxwand in diesem Falle die obere Begrenzung des Rechteckes unter Beinhaltung des Drüsenkörpers darstellt. Dieses freibleibende Rechteck wird mit einem vorangefertigten einfachen, schematischen Diagramm ausgefüllt, so daß die eingezeichnete Mamille im Diagramm den Schnittpunkt der durch je eine senkrecht zueinander stehende Linie darstellt, die von der Mamillenprojektion des jeweiligen Röntgenbildes ausgeht. Der in beiden Ebenen nachweisbare Befund wird durch zwei parallel laufende Linien zum Diagramm hin eingeengt, der Schnittpunkt der eingezeichneten Linien von beiden Röntgenbildern gibt den Quadranten und die Bezogenheit zur Mamille in etwa wieder, wobei man

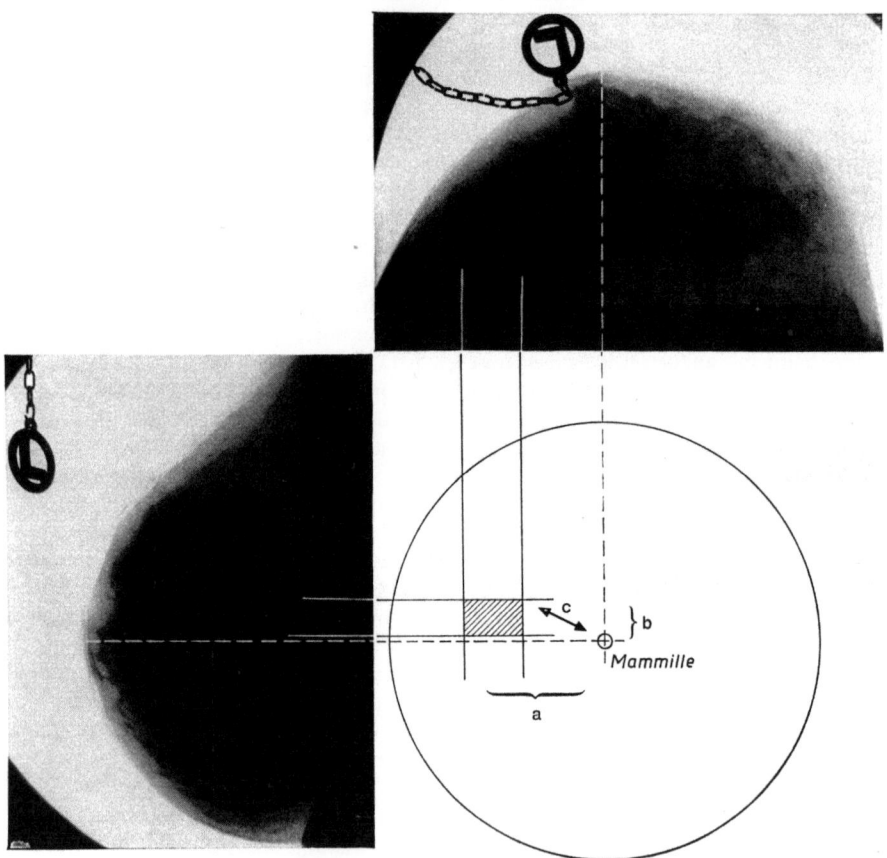

Abb. 8. Einfache Lokalisationsmethode von im Mammogramm nachgewiesenen Befunden unter Zuhilfenahme der Aufnahmen in den Standardprojektionen.
(a, b und c werden in cm angegeben)

den Befund dann noch nach der „Uhrzeigermethode" von der Mamille des Diagramms ausgerechnet angeben kann. Es handelt sich hier um eine relativ einfache Lokalisationsmethode, die hat sich jedoch — wie oben ausgeführt — gegenüber aufwendigeren Methoden bewährt.

c) Die gezielte Punktion

Zunächst ist festzustellen, daß wir eine Blindpunktion ablehnen. Die gezielte Punktion ist an einem Tastbefund gebunden oder aber an eine Veränderung, die in beiden Ebenen im Röntgenbild aufgefunden wird. Die Lokalisation dieses Befundes erfolgt nach den oben angeführten Richtlinien. Die dann durchgeführte Punktion dient zur weiteren diagnostischen Abklärung und ist ein kleiner, zumutbarer, ambulant durchzuführender Eingriff.

Schon makroskopisch kann das Punktat unter Berücksichtigung der Konsistenz, der Farbe und Art zu einer weiteren Information hinsichtlich Malignität und Benignität beitragen. Zudem kann das Punktat nach entsprechender Aufarbeitung nach Hämatoxilin — Eosin — oder einfacher nach Papanicolao-Färbung eine zytologische Diagnose vermitteln. Liegt eine Zyste vor, so kann durch die vollständige Punktion des Zysteninhaltes in Form einer Selbstabheilung zur Verödung gebracht werden. Die Zystenwände lagern sich einander an und vernarben in der Regel miteinander. Eine entsprechende Kontrollmammographie führten wir 6 Wochen nach der Punktion in jedem Falle durch. Eine bestehende, eventuell übersehene maligne Veränderung erfüllt dann in der Kontrollmammographie mehrere der später aufgezeigten Kriterien. Bei sicher blutigem Zysteninhalt kann man ein *Pneumozystogramm* anschließen, indem man entsprechend der abpunktierten Flüssigkeit gleiche Menge Luft insuffliert und anschließend Röntgenaufnahmen in mehreren Ebenen anfertigt. Dabei soll die allseitig glatt begrenzte Zystenwand als sicheres Zeichen für das Vorliegen einer benignen Veränderung gelten. Aufgrund der sehr indifferenten Ergebnisse bei dem Vorliegen eines blutigen Zysteninhaltes im Pneumozystogramm haben wir uns entschlossen, jede blutgefüllte Zyste zur Probeexzission vorzuschlagen. Dies gilt im besonderen Maße für Zysten, die a) *kurzfristig* rasch an Größe zugenommen haben und b) mehr als *Plaumengröße* überschreiten und c) *rezidivieren*.

Technik

Unter lokal sterilen Bedingungen wird die Haut nahe des zu punktierenden Befundes durch eine kleine Novocain-Quaddel (1%ige Novocain-Lösung) *anaesthesiert*. Wir bevorzugen die lokale, weitgehend schmerzfreie Quaddelung mit einem Injektionsgerät (Druckinjektor „Dermojet" nach Dr. KRANTZ) und punktieren dann nach Sichtbarwerden der Hauptquaddel unter gleichzeitiger Aspiration bis zum gewünschten Gewebsbezirk. Nach der Punktion genügt das Anlegen eines Tupfer-Druckverbandes. Je nach Befund schließen wir eine Röntgenkontrolle an, gelegentlich führen wir eine Röntgenuntersuchung bei liegender Nadel durch, regelmäßig kontrollieren wir jedoch nach Ablauf von 6 Wochen.

d) Galaktographie

Die Galaktographie, d. h. die *positive* Kontrastdarstellung des Milchausführungssystems mit einem wasserlöslichen Kontrastmittel wird als ergänzende Untersuchung in ihrer Aussage meiner Meinung nach überschätzt. Im wesentlichen stellt sie sicherlich eine Ergänzung der Nativmammographie bei Sekretionserkrankungen dar, ihre Aussage ist jedoch nur im positiven Falle, d. h. bei einem Nachweis eines pathologischen Prozesses zu werten. Vor mehr als 40 Jahren wurden die ersten Untersuchungen des Milchausführungssystems mit Kontrastmittel mitgeteilt, nach Einführung der schnell resorbierbaren Kontrastmittel sind auch zahlreiche Publikationen erschienen, die sich mit Technik und Auswertung der Galaktogramme beschäftigen. Eine Erfahrungstatsache ist jedoch, daß quantitativ unterschiedliche Kontrastfüllungen bei derselben Mamma auch zu unterschiedlichen Bildern mit entsprechend unterschiedlichen Diagnosen führen können. Lediglich ein sogenanntes *Mehrphasen-Galaktogramm* ist in der Lage, eine annähernd diagnostische Aussage zu machen. Im Rahmen unserer bisherigen Erfahrungen kann mitgeteilt werden, daß in etwa nur 20% der durchgeführten Galaktographien an unserem Institut eine für die Diagnose weiterführende Information gegenüber der Nativmammographie erbracht werden konnte, oder anders ausgedrückt, bei technisch gut durchgeführter Nativmammographie einschließlich der Kontrolluntersuchung kann die Indikation zur Galaktographie sehr enggestellt werden. Dabei kann davon ausgegangen werden, daß die *lokalisatorische* Aussage über der informatorischen Aussage steht. Kommt man auf die Häufigkeit des Zusammentreffens zwischen Sekretion — sei sie gefärbt oder ungefärbt — und einer Tumorerkrankung zu sprechen, so sind die Angaben in der Literatur sehr unterschiedlich. Vorsichtige Schätzungen sprechen von 3% der Fälle, einzelne Autoren geben bei blutiger Sekretion das Zusammentreffen in 30% der Fälle an. Nach unseren Erfahrungen ist ganz generell in 4,5% der Fälle bei dem Vorliegen einer Sekretion mit einer Tumorerkrankung zu rechnen, die Zahl steigt auf 7,5% der Fälle beim Vorliegen einer blutigen Sekretion.

Folgender *Merksatz* mag die Einschätzung einer blutigen Sekretion erleichtern: Das Verhältnis einer benignen zu einer malignen Ursache bei blutiger bis blutigseröser Sekretion liegt unter dem 45. Lebensjahr bei 3 : 1 und über dem 45. Lebensjahr bei 1 : 3.

Technik

Vor der Durchführung der Galaktographie kann ein *Sekretabstrich* zur zytologischen Untersuchung gemacht werden, eine wesentliche weiterführende Aussage ist jedoch nach den bisherigen Erfahrungen nicht zu erwarten. In der Regel handelt es sich um Zellen oder Zellverbände, die schon längere Zeit losgelöst intraduktal liegen und damit fermentativen, bakteriellen und sonstigen chemischen Veränderungen ausgesetzt sind. Daher überrascht die hohe Zahl eines *falsch positiven* Tumorverdachtes nicht.

Zunächst wird mit 76%igem Alkohol die Mamillenregion gereinigt und desinfiziert, anschließend daran die Mamille mit einer Ätherlösung abgetupft. Es wird dadurch eine Trocknung der Mamille hervorgerufen. Dann wird die Mamma bei guten Lichtverhältnissen nacheinander von jedem Quadranten zentral zur Mamille bimanuell ausgestrichen. So ist es möglich, sich den oder die sezernierenden Drüsenausführungsgänge (Porus lactiferum) räumlich darzustellen. Mit einem konischen Dilatator (etwa einer Silberblattsonde mit zunehmender Stärke 0—2) wird ein Ausführungsgang erweitert, dann wiederum ausgestrichen und mit einem ausgezogenen, sich verjüngenden Polyaethylenkatheter (wie etwa den zur Sialographie gebräuchlichen Katheter) verschlossen. Statt dessen kann jedoch auch eine gerade oder gebogene Tränengangskanüle etwa 1 cm tief eingeschoben werden; bei einem gewissen Rigitus der gealterten Mamille gelingt es oft nur, eine Lymphographienadel

(Nr. 55) stattdessen vorzuschieben. Als Kontrastmittel wird ein wasserlösliches, trijodiertes Kontrastmittel (Endografin FL, Urovison, Urografin 60 %, Conray oder ähnliches) bis zur Angabe eines leichten Ziehens der Patientin instilliert. Nach sofort daran durchgeführten Aufnahmen in den beiden Standardebenen werden weitere 0,5—2 cm² unter leichter, zentral gerichteter, also von der Mamille zur Thorax-Wand hinführender Massage instilliert und eine erneute Aufnahmeserie mindestens in 2 Ebenen angeschlossen. Nach Zuwarten von weiteren 10 Min. führen wir bei Beteiligung der lateralen Quadranten eine mediolaterale Aufnahme, bei Beteiligung der medialen Quadranten eine lateromediale Aufnahme durch.

Die *Deutung* der Galaktogramme richtet sich

a) nach der Weite und Verzweigung des dargestellten Gangsystems,

b) nach Unterbrechungen oder Aussparungen der Kontrastmittelsäule innerhalb des Gangsystems, sowie

c) nach der dann in der 3. Aufnahmeserie sich darstellenden lobulären Zeichnung (Pseudoparenchymeffekt).

III. Befundungskatalog

Der im folgenden besprochene Befundungskatalog ist nach insgesamt *10 Synonymen* geordnet. Die Basis dieser Synonyme stellt einmal die *Faktorenanalyse* und zum anderen die *Strukturanalyse* im Mammogramm dar.

Die *Faktorenanalyse* beruht auf der Aufschlüsselung von Einzelfaktoren, die einen wesentlichen Anteil zur Erstellung einer sogenannten Basisdiagnose haben.

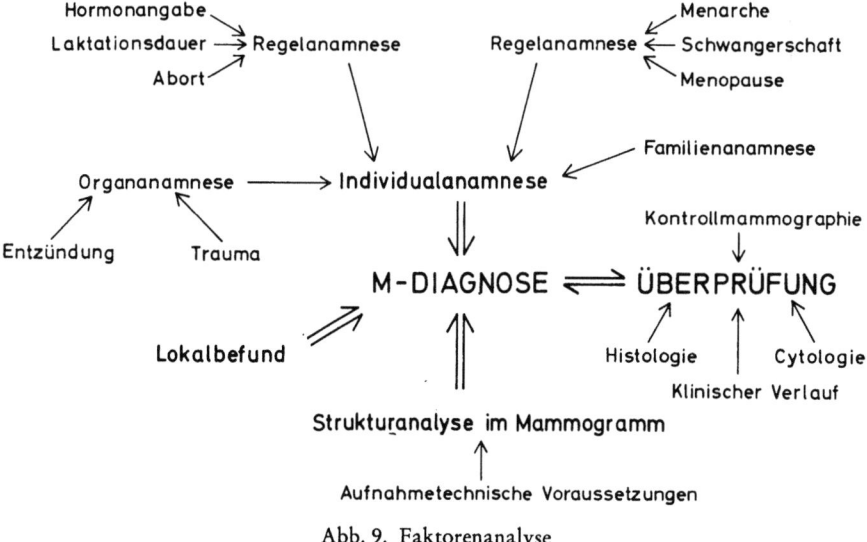

Abb. 9. Faktorenanalyse

Einer dieser wesentlichen Anteile stellt das Mammogramm mit seiner Strukturanalyse dar.

Die *Strukturanalyse*, d. h. die Unterscheidung der im Mammogramm auffindbaren Einzelstruktur nach *Form, Dichte, Begrenzung* und *Lage* (siehe auch die Tabelle), gestattet es, aufgrund der eigenen und mitgeteilten Erfahrung unter besonderer Berücksichtigung gezielter Probeexzisionen, den der Struktur zugrunde liegende Gewebsanteil festzulegen. Ist jede der im Röntgenbild erkennbaren Einzelstruktur aufgeschlüsselt, so entsteht ein Gesamtbild, welches unter Berücksichtigung der anderen im Faktorenbild aufgeführten Komponenten dann zur sogenannten *Basisdiagnose* führt. Ein weiterer Vorteil dieser Aufschlüsselung der Einzelstruktur dürfte in der Erweiterungsfähigkeit dieses Programmes liegen, an dem sich ein sogenanntes „Programmgitter" zur automatischen Vorbefundung orientieren könnte.

α) Strukturform:
1. strichförmig
2. bandförmig
3. rund
4. polyzyklisch

β) Strukturdichte:
1. transparent
2. flau
3. dicht
4. kalkdicht

γ) Strukturbegrenzung:
1. scharf
2. unscharf

δ) Strukturlage:
1. solitär
2. multizentrisch
3. diffus
4. radiär

Abb. 10. Strukturanalyse

Ordnet man jetzt die einzelnen Kriterien der Struktur unter Berücksichtigung der Erfahrung an Großflächenschnitten, histologischer oder zytologischer Details sowie der klinischen Symptomatik und der anamnestischen Daten, so lassen sich die 7 Basisdiagnosen abgrenzen, die durchaus miteinander nach führenden oder überwiegenden Gewebsstrukturen kombinierbar bleiben:

M 0 — senile Involutionsmamma.
M 1 — fibröse Involution.
M 2 — adulter, zyklusabhängiger Drüsenkörper.
M 3 — Hyperplasie und Hypertrophie.
M 4/1 — Fibrozystische Dysplasie, Solitärzysten.
M 4/2 — Fibroplastische Dysplasie, Fibroadenome.
M 5 — Kleinzystische drüsige Dysplasie.
M 6 — Sekretorische Erkrankungen.

Die *Diagnosen M 0* bis bedingt *M 3* stellen *physiologische* Zustände des Drüsenparenchyms im Mammogramm dar. Die *Diagnosen bedingt M 3* bis bedingt *M 6* bedeuten im Mammogramm nachweisbare Veränderungen, die eine *irreversible*

Transformation des Drüsengewebes im Sinne einer Dysplasie beinhalten. Zwei entscheidende Kriterien sind als typisch für eine Dysplasie anzusehen:
1. Das Überschreiten der physiologisch vorgegebenen Drüsensegmentgrenzen und
2. die fehlende Involution, d. h. die Frau behält bis ins hohe Greisenalter ihre strukturreiche Mamma.

Lediglich die unter dem *Synonym M 6* zusammengefaßten Befunde haben in ihrer Systematik als führendes Kriterium die klinisch nachweisbare *Sekretion*, wobei durchaus die Strukturanalyse im Röntgenbild ein für eine sekretorische Erkrankung eigenes Verteilungsmuster aufweisen kann (z. B. Plasmazell-Mastitis). Das Synonym M 6 kann jedoch auch als Zusatzcode M 6 auftreten und ist dabei mit allen anderen Synonymen M 0 — M 5 kombinierbar.

Die als bedeutend herausgehobenen *Synonyme M 7* und *M 8* stellen Ergänzungsdiagnosen zu den vorangestellten Basisdiagnosen dar, dabei bedeutet *M 7* gleich *Verdacht* auf Malignom und *M 8* gleich *Nachweis eines Malignoms* mit den entsprechenden möglichen Konsequenzen.

M 9 als Zusatzsynonym bleibt ein Sonderkapitel der Strukturanalyse, die einzelnen oft spezifisch oder typischen *Verkalkungsformen* sind eine Hilfe bei der Differenzierung von röntgenologisch unterschiedlichen Strukturen.

Die einzelnen Kapitel sind einheitlich unterteilt worden, sie wiederholen sich im Aufbau, um eine rasche Orientierung zu ermöglichen.

M 0: Involutionsmamma

a) Klinische Abgrenzung

Es handelt sich um die *Rückbildung* des Drüsenkörpers *(Corpus adenosum)* und mehr oder seltener auch des Anhangsgewebes *(Corpus fibrosum)*. Dabei ist zu beachten, daß die Involution nach dem Erlöschen der Ovarialfunktion physiologischerweise auf zwei Arten geschehen kann: einmal durch den vollständigen Ersatz des Drüsenparenchyms durch Fettgewebe, zum andern durch eine fibröse Umwandlung des Drüsengewebes. Die erstere Form ist die häufigere, der Beginn der Involution fällt zeitlich mit dem Eintritt in das Klimakterium zusammen. Die Involution der Mamma schreitet vom inneren Quadranten zum äußeren fort, dieser Umbildungsprozeß kann sich über Jahre hin erstrecken.

b) Inspektion und Palpation

Beim Vollbild der Involution ist das Mammaorgan schlaff, es liegt die sogenannte hängende Brust vor. Dem welken Aussehen kommt der Palpationsbefund gleich, der unter dem gleitenden Finger keine oder nur uncharakteristische Konsistenzunterschiede fühlt. Die Haut erscheint oft striaeartig gezeichnet, die Hautvenen kommen mehr oder weniger zu Gesicht. Häufig läßt sich der *M. pectoralis* beim Anheben des gleichseitigen Armes gut abgrenzen, eine lageabhängige Änderung des thoraxwandnahen Brustansatzes wird nicht sichtbar. Dies entspricht dem deutlich herabgesetzten Turgor, welcher zu dem Begriff „Greisenbrust" geführt hat.

c) Histologisches Bild

Glanduläre Gewebsanteile lassen sich nicht mehr erkennen, eine mehr oder weniger ausgeprägte zellige Infiltration stellt sich septenförmig dar als Ausdruck eines weiteren Abbaues bei weitgehender Obliteration der Drüsenausführungsgänge. Im histologischen

Blickfeld lassen sich vorwiegend Fettzellen abgrenzen, die relativ chromatinarme Zellkerne aufweisen, größere Zellansammlungen können durch feinere, kollagene Septen lipomähnlich zusammengefaßt werden. Diese histologischen Kriterien werden in allen Anteilen des Corpus mammae, unabhängig von der Quadranteneinteilung, angetroffen. Wenn dies auch das Endstadium darstellt, sind Zwischenstufen möglich, je nach Involutionsgrad der untersuchten Brust.

d) Röntgenbild

Entsprechend den oben angeführten Definitionen und Beschreibungen sind verschiedene Bilder einzelner Involutionsstadien unter dem Begriff Involutionsmamma faßbar. Wenn wir mit dem Endstadium beginnen, so handelt es sich um die sogenannte „*leere*" Mamma, die wesentliche Absorptionsunterschiede nicht aufweist. Das ursprünglich nachzuweisende Drüsendreieck ist nicht erkennbar, eine Trennung des subkutanen und intramammaeren Fettgewebes kann oftmals nicht durchgeführt werden. Wenn noch strichförmige, dichtere Gewebszüge sich nachweisen lassen, so handelt es sich hier um Anteile des nicht oder noch nicht vollständig zurückgebildeten Anhangsgewebes *(Corpus fibrosum)*.

e) Allgemeine Gesichtspunkte

Sie sind im folgenden Kapitel unter e) mit abgehandelt worden.

M 1: Mammafibrose

a) Klinische Abgrenzung

Wie schon vorher besprochen, fassen wir die Mammafibrose als eine *Variation* der möglichen *Involution* des Drüsenkörpers auf. Welche Ursachen für diese Involutionsform eine Rolle spielen, ist — insgesamt gesehen — noch unbekannt. Einmal hat man die Fibrose als eine wahrscheinlich durch die Anlage vorgegebene Form aufzufassen, ein anderes Mal können vorausgehende Erkrankungen zur Mammafibrose überleiten. So gelingt es, in einigen Fällen anamnestisch eine Entzündung abzugrenzen, z. B. während der Stillzeit oder als Folge von lokalen Traumen; in diesen Fällen läßt sich dann die Mammafibrose vornehmlich in der asymmetrischen Form, d. h. in der einseitigen oder segmentgebundenen Lokalisation nachweisen.

b) Inspektion und Palpation

Ein charakteristischer Unterschied zur leeren Mamma besteht in dem relativen *Konsistenzreichtum* unter dem palpierenden Finger. Ähnlich der adulten Mamma können dann im Rahmen der Mammafibrose im Senium strangartige bis knollige Gebilde palpatorisch erfaßbar sein, erstere entsprechen größeren Bindegewebszügen, letztere sind als echte Lipome anzusehen. Inspektorisch verfügt die Brust über eine Eigenelastizität, die im wesentlichen dem noch bestehenden *Cooper*schen Bindegewebsnetz zuzuordnen ist.

c) Histologisches Bild

Die Mammafibrose stellt auch histologisch entweder das Zwischenstadium zur senilen, fettgewebigen Involutionsmamma dar, erkenntlich an der dann nachweisbaren, zelligen Infiltration, oder sie ist als ein eigenes Bild der Involution zu sehen. In diesem Falle verschiebt sich das Verhältnis der übrigen in der Mamma vertretenen Gewebsanteile zum kollagenbildenden Fasergewebe. Der *Kollagenreichtum* kann bis zum Begriff der Szirrhose im pathologisch-anatomischen Sinne führen. Daher ist häufig auch der sowohl klinische wie histologische Begriff der *fibrösen Mastopathie* gebräuchlich, den wir jedoch aus Gründen — abgesehen von den segmentgebundenen Formen — nicht verwenden. Nach eigenen Erfahrungen ist dieses Bild nicht als Ausdruck einer erworbenen Erkrankung zu sehen, vielmehr als eine mögliche Involutionsform.

d) Röntgenbild

Aus dem Vorhergesagten leiten sich die Kriterien der Mammafibrose im Röntgenbild ab. Wir sehen die lobuläre Zeichnung in Form *radiärer Strukturverdichtung* erhalten, die mehr oder weniger stark ausgeprägt ist. Das Zentrum der Lobuli ist strahlendurchlässig und entspricht dem Fettgewebe, das das Drüsengewebe ersetzt hat. Darüber hinaus können in einzelnen Quadranten auch flächige Strukturverdichtungen nachgewiesen werden, die als eine teilweise fibröse Umwandlung des Corpus adenosum zu verstehen sind. Diese flächige bis streifige Strukturzunahme ist dann meist in den äußeren Quadranten der jeweiligen Mamma nachzuweisen. Haben wir es vorwiegend mit einer einseitigen Ausbildung der Mammafibrose zu tun, so lassen sich kleinere Verkalkungszonen im Rahmen der radiären Struktur nachweisen, die von teilweise rundlicher bis spindeliger Form sind. In diesen Fällen ist dann die Verkalkung als eine regressive Veränderung nach früher durchgemachten Erkrankungen wie Mastitis oder lokalen Traumen aufzufassen.

e) Allgemeine Gesichtspunkte

In beiden beschriebenen Fällen der fettgewebigen Involution und der fibrösen Involution handelt es sich um vornehmlich *physiologische Veränderungen* des Drüsengewebes. Inwieweit die Mammafibrose eine klinische Bedeutung erlangt, ist umstritten, da sowohl histologisch wie röntgenologisch die Verteilung nur eine qualitative Aussage ermöglicht. Erfahrungsgemäß hat sich jedoch gezeigt, daß das szirrhöse Karzinom im Senium häufiger mit der Basisdiagnose (M 1) vergesellschaftet ist als mit der Basisdiagnose einer Fettgewebsinvolution (MO). Zu diskutieren ist in diesem Zusammenhang, daß die Proliferationstendenz des Bindegewebes im Rahmen einer Involution auch eine histotypische Prädestination des sich möglicherweise entwickelnden Karzinoms darstellen kann.

M 2: Die adulte Mamma

a) Klinische Abgrenzung

Während der Geschlechtsreife einer Frau ist mit unterschiedlicher Darstellungsform der Mamma zu rechnen, das Drüsenparenchym in seiner individuell eigentümlichen Zusammensetzung unterliegt dem endokrin gesteuerten Hormonspiegel und damit auch indirekt den diesen Hormonspiegel ändernden Faktoren. Somit ist es nicht verwunderlich, daß nicht nur nicht die Verteilung der einzelnen Gewebsanteile untereinander sich von dem einer anderen Frau unterscheidet, sondern auch bei der gleichen Frau ist je nach der Hormonphase eine unterschiedliche Darstellungsweise des Drüsenparenchyms möglich. Diese hormonabhängige Verschiebung der einzelnen Gewebsanteile innerhalb der Mamma wird den Frauen individuell mehr oder weniger stark bewußt, wobei die prämenstruelle Schmerzhaftigkeit oder die prämenstruelle Konsistenzzunahme einige mögliche Beispiele darstellen. Dementsprechend kann aus klinischer Sicht eine einheitliche Zusammenfassung nur unter dem Gesichtspunkt der *Laktationsfähigkeit des Drüsengewebes* erfolgen.

b) Inspektion und Palpation

Entsprechend der klinischen Begriffsbestimmung kann sich der Tastbefund sehr variabel gestalten. Als wesentlich ist jedoch herauszustellen, daß bei der Befundserhebung die *Symmetrie* und das *Fehlen von umschriebenen Verhärtungen* vorzuliegen haben. Zwar kann das Drüsenparenchym von Quadrant zu Quadrant seine Konsistenz ändern, in der Regel nimmt die Konsistenz zu den äußeren Quadranten jedoch zu. Ein solcher Befund wird jedoch regelmäßig beidseitig erhoben.

c) Histologisches Bild

Die als normale Mamma sich darstellende Gewebsstruktur zeigt einen vorwiegend drüsigen Aufbau mit Schalt- und Zwischenstücken, die mit einschichtigem, ruhendem Epithel ausgekleidet sind. Entsprechend der jeweiligen Gestationsphase sind interstitiell die zellulären Anteile mehr oder weniger stark vertreten, auch kann das Drüsenepithel in der zweiten Zyklushälfte mehrschichtig zur Darstellung kommen. Das relativ spärliche Bindegewebe kann durch ein vorwiegend extrazelluläres Oedem auseinandergedrängt und verbreitert erscheinen.

d) Röntgenbild

Unter diesem Synonym sind praktisch alle Bilder zusammengefaßt, die das zu erwartende, überwiegende Verhältnis des *Corpus adenosum* zum *Corpus fibrosum* und dem *Corpus adiposum* während der Geschlechtsreife wiedergibt. Wir finden eine in beiden Standardaufnahmerichtungen typisch radiäre Zeichnung, die wedelförmig von der Mamille sich zum Zentrum des Corpus mammae hinstreckt. Im Bereich der äußeren Quadranten kommt dann noch eine milchglasähnliche Struktur hinzu, die den ausgebildeten Drüsenlobuli entspricht. Prämenstruell kann die Struktur deutlich verwaschener erscheinen, jedoch kann die jeweilige Zyklusphase bei der Erstuntersuchung im Mammogramm gesetzmäßigerweise nicht abgelesen werden. Grundsätzlich ist auf die *Symmetrie* des nachgewiesenen Drüsendreieckes zu achten. Deutlich abgrenzbar sind in der Regel die zackenförmigen Ausläufer des Drüsenkörpers zur Haut hin — je nach Strahlengangrichtung —, die für die Eigenelastizität des Corpus mammae verantwortlich zu machen sind und den *Cooperschen Ligamenten* entsprechen. Zusammenfassend ist bei der Betrachtung der Mammogramme als wesentlich herauszustellen, daß die Symmetrie in der jeweiligen Aufnahmerichtung und eine *transparente Architektonik* zutage tritt, die zwar von Patientin zu Patientin schwankt, die jedoch für dieselbe Patientin besonders bei Kontrolluntersuchungen repräsentativ ist. Vereinzelte schollige Verkalkungen können möglich sein, sie sind dann nicht unbedingt Ausdruck für eine segmentgebundene Dysplasie oder für eine vorangegangene entzündliche oder traumatisch bedingte Laesion. Wir finden besonders in letzter Zeit eine zunehmende Zahl von Kalkeinlagerungen innerhalb eines zyklusabhängigen, adulten Drüsenkörpers, die möglicherweise eine Zustandsfolge nach kleinsten lokalen Infarkten *(hormonelle Disharmonie?)* aufzufassen sind.

e) Allgemeine Bemerkungen

Betrachten wir die quantitative Verteilung, so ist der oben genannte Röntgenbefund unter Berücksichtigung des Tastbefundes und der klinisch angegebenen Daten bei etwa 55—60 % der untersuchten Frauen im Mammogramm zu erheben. Nach unseren Erfahrungen entspricht dies den statistisch errechneten Querschnitten der zu erwartenden Röntgenbilder. Abweichungen vom vorliegenden Röntgenbild inform von dysplastischen Veränderungen sind natürlich möglich, sie leiten dann zu der Synonymgruppe M 4 über, die wir etwa bei 30—35 % der untersuchten Frauen in der *geschlechtsreifen Phase* vorfinden. Die vielfältigen, möglichen Strukturen im Röntgenbild erschweren das Auffinden einer lokalen, isolierten oder multifokalen Proliferation im Sinne eines Malignoms. Daher kann man davon ausgehen, daß vor dem 30. Lebensjahr ein Mammakarzinom ohne klinische Symptomatik allein mammographisch aufzudecken im Verhältnis zu der statistisch geringeren Erkrankungsrate sehr unwahrscheinlich ist. Eine anzustrebende *Reihenuntersuchung* zur *Früherkennung* eines Brustdrüsenmalignoms sollte *nicht vor dem 35. Lebensjahr* beginnen. Dagegen kann die Mammographie bei klinisch bestehender Symptomatik wie einseitig oder doppelseitig empfundener Schmerzen, prämenstruellen Spannungsgefühlen, einem bestehenden Tastbefund, Sekretion oder auch bei Kanzerophobie eine diagnostisch weiterführende Aussage machen.

M 3: Hypertrophie (adoleszente Mamma) und Hyperplasie (Dysplasieform der Mamma)

a) Klinische Abgrenzung

Bei jungen Mädchen nach der Menarche kommt es zur intramammären Aussprossung der angelegten Lobuli, indem sich das Drüsengewebe entwickelt. Diese Volumenzunahme kann sich über mehrere Jahre erstrecken, sie beruht auf einer zellulären Zunahme des *Corpus adenosum* und auch des *Corpus fibrosum*. Im weiteren Verlauf kommt es zu Umbauvorgängen, die dann auch eine Fettgewebseinlagerung zulassen, um dann in das Studium der adulten Mamma überzugehen. Die Hypertrophie kann jedoch, insbesondere bei Nullipara bestehen bleiben, ja das Verhältnis der übrigen Gewebsanteile zum Corpus adenosum kann sich zugunsten des letzteren so verändern, daß wir zu dem klinischen Begriff der *Adenosis mammae* kommen. Beidseitige Spontan- wie Druckschmerzen sind sowohl in der prämenstruellen Phase wie auch phasenunabhängig ein häufig führendes klinisches Symptom. So klagen die Patientinnen, daß sie selbst den aufliegenden oder stützenden Druck der Kleidung nicht ertragen können.

b) Inspektion und Palpation

Ausnahmslos handelt es sich um eine *konsistenzreiche*, sich als *homogen* palpierende Mamma, die wie schon oben angeführt, auch *diffus druckempfindlich* ist. Wenn auch die Größe des eigentlichen Mammaorganes individuell sehr schwankt, allen gemeinsam ist jedoch das Fehlen eines Strukturgefälles beim Palpieren. Im Vergleich zur fibroplastischen Mastopathieform, die ebenfalls konsistenzreich sein kann, fehlt bei der Hyperplasie eine stärkere Hautvenenzeichnung. Entsprechend des Konsistenzreichtumes kann auch eine lageabhängige Formänderung der Mamma nicht beobachtet werden.

c) Histologisches Bild

Das mikroskopische Bild ist erfüllt von einem zellreichen Substrat, wobei die drüsigen Anteile im Blickfeld führend sind. Es können mehrschichtige Zylinderepithelien vorliegen, die aber keinen Mitosereichtum aufweisen. Die Zahl der Drüsenareale um ein Schaltstück können zunehmen, dagegen bleibt das auskleidende Epithel des Ausführungssystems einschichtig. Wenn auch die fibrösen Anteile zunehmen, so kann dann histologisch von einer zirrhösen Adenosis gesprochen werden. Eine klinische Differenzierung zwischen einer reinen Adenosis und der zirrhösen Adenosis ist jedoch nicht möglich.

d) Röntgenbild

Das eigentliche Drüsendreieck ist *nicht* abgrenzbar. Bis auf einen schmalen, oft nur milimeterdicken, subkutanen Fettgewebssaum liegt eine fast homogene Verschattung vor, die nur bei guter Aufnahmetechnik eine trabekuläre Zeichnung erkennen läßt. Die subkutane Fettgewebsschicht kann noch von kleinen zackigen Ausläufern unterbrochen werden, die — wie schon besprochen — den *Cooper*schen *Ligamenten* entsprechen. Die durchscheinende trabekuläre Zeichnung ist harmonisch und symmetrisch. Das Bild ähnelt „geschliffenem Glas". Verkalkungen gehören nicht zu diesem Begriff der Adenosis, sie können jedoch gelegentlich nachweisbar werden und entsprechen dann in der Regel intraduktalen Retentionen mit Kalkeinlagerungen. Die intraduktale Verkalkung ist dann erkenntlich an ihrer gewehrgeschoßähnlichen Gestalt. Zu erwähnen ist, daß dieses röntgenologisch einheitliche Bild sich auch in den ersten Schwangerschaftsmonaten nachweisen läßt. In den letzten Schwangerschaftsmonaten weicht dieses Röntgenbild deutlich insofern ab, daß retromamillär sich größere geschlängelte, bandartige Verdichtungen nachweisen lassen, die den mit Kolostrom angefüllten Ausführungen entsprechen.

e) Allgemeine Bemerkungen

Die einheitliche Darstellungsform im Röntgenbild bei unterschiedlichen endokrinologischen wie funktionellen Voraussetzungen hat uns bewogen, eine willkürliche Trennung vorzunehmen, die sich nach den Lebensjahren der untersuchten Frau richtet. *Vor* dem 23. Lebensjahr sprechen wir bei dem vorliegenden Röntgenbild dann von einer *Hypertrophie. Danach* von einer *Hyperplasie.* Letztere fassen wir als eine Vorstufe zur irreversiblen Transformation, also zur Dysplasie auf, wie es eigene Verlaufsstudien zu beweisen scheinen.

M 4 - 1: Fibrozystische Dysplasie, Solitärzysten

a) Klinische Abgrenzung

Wenn wir auch zunächst zwei in ihrer Pathogenese unterschiedlichen Erkrankungsformen der weiblichen Brustdrüse unter *einen Begriff* fassen, so geschieht dies unter Berücksichtigung der klinischen wie auch röntgenologischen Gesichtspunkte. Betrachten wir die *fibrozystische Dysplasie,* so verstehen wir darunter die im angelsächsischen Schrifttum als *Mazoplasia I* bekannte Mastopathieform, die am häufigsten bei Frauen im 4. bis 5. Lebensjahrzehnt auftritt. Meist besteht eine hormonelle Unausgewogenheit mit Überwiegen von Oestrogenen; nicht selten wird in der *Anamnese* eine über mehrere Monate bestehende, *hormonell bedingte Störung* angegeben, die sich in einer klinisch und oft auch histologisch faßbaren, polypösen *Hyperplasie* der uterinen Schleimhaut äußern kann. Andererseits kennen wir auch die Möglichkeit der Rückbildung von Mastopathiesymptomen sowohl klinisch wie röntgenologisch nach Erlöschen der Hormonproduktion. Führendes klinisches Symptom ist der *Tastbefund,* der von einer erbsgroßen Solitärzyste bis zur sogen. dann meist doppelseitig ausgebildeten *Knotenmamma* reichen kann. Unter dem Begriff *Solitärzyste* ist pathogenetisch wohl das *Cystadenoma papilliferum* zu fassen, das sich röntgenologisch wie auch klinisch nicht von einer monolokulären, fibrozystischen Mastopathieform unterscheiden kann. Lediglich die relative Größe und die meist *solitäre* Anlage kann auf die erstgenannte Entstehung hinweisen. Galaktocelen können oft noch einige Monate nach dem Abstillen als Solitärzysten klinisch und röntgenologisch faßbar bleiben.

b) Tastbefund

In der Tat werden häufig schon von der Patientin selbst knotische Verhärtungen im Bereich einer oder beider Brustdrüsen getastet, die dann zur weiteren Abklärung vorgestellt werden. Man kann oft die prall-elastische, gegen die Umgebung verschiebliche allseitig glatte Resistenz abgrenzen, die rundlich bis oval sich anfühlt und meist nicht druckempfindlich ist. Die Knotenmamma erfordert ein subtiles, bimanuelles Tasten, um systematisch jeden Knoten auf seine Begrenzung und Konsistenz festzulegen. (Es hat sich bewährt, bei jeder Inspektion und Palpation — wie schon vorher ausgeführt — immer nach demselben Schema vorzugehen). Beim Anheben des gleichseitigen und dann des gegenseitigen Armes kommt es mehr oder weniger sichtbar zur Formveränderung der Mamma, die durch die teilweise wenig subkutan gelegene Knoten bedingt ist. Dies kommt besonders gut in Rückenlage zur Darstellung, wobei durch die lagebedingte Entrundung der Mamma besonders Solitärzysten auffällig werden können. Darüber hinaus ist bei der fibrozystischen Dysplasie eine Sekretion aus einer oder beiden Mamillen möglich. Wenn diese nicht spontan angegeben wird oder zu Tage tritt, sollte am Ende der palpatorische Untersuchung das systematische Ausstreichen der einzelnen Mamma-Quadranten durchgeführt werden. Dies erfolgt — wie in einem anderen Kapitel ausgeführt — durch das Anheben der Mamma mittels der linken Handinnenfläche und das mit einem mittleren Druck ausgeführte Streichen durch die drei mittleren Finger der rechten Hand, quadrantenweise von der Thoraxwand zur Mamille hin.

c) Histologisches Bild

Histologisch kann man ebenso häufig auch nicht die Entstehungsmöglichkeit der Zystenbildung unterscheiden. Sie können auf apokrines, sekretorisches oder papillomatöses Epithel zurückgehen, letztlich ist jedoch die häufig *pflasterepithelähnliche Auskleidung* fast immer anzutreffen. Lediglich die papillomatöse Form zeigt umschriebene, zottenähnliche, häufig dann mehrschichtig angeordnete Epithelproliferationen ohne nachweislichen Mitosereichtum oder Kernmetamorphie. Das umgebende oft nur spärlich ausgebildete Bindegewebe zeigt eine vermehrte lymphozytäre und auch plasmazelluläre Invasion. Gelegentlich läßt sich eine Hyalinisierung als Ausdruck einer regressiven Veränderung des Bindegewebes mit auch nachweisbarer sekundärer Verkalkung nachweisen. Die gewohnten drüsigen Strukturen können in der Umgebung häufig nicht mehr abgegrenzt werden, statt dessen finden sich Fettgewebszellen.

d) Röntgenbild

Der Röntgenbefund stützt sich auf das Vorhandensein von *rundlichen* bis *ovulären* Verschattungen, deren Dichte homogen und deren Begrenzung glatt ist. Papillomatöse Zysten können durch größere Schattendichte als Nachbarzysten differenziert werden, welches auf hämosiderinhaltigen Inhalt zurückgeführt wird. Da dies jedoch im wesentlichen von der Lage der Zyste zum Aufnahmematerial abhängt, dürfte dies als relatives Röntgenkriterium angesehen werden. Bevorzugt befallen werden die oberen, äußeren Quadranten des Drüsengewebes. Wesentlich ist die Abgrenzung der Zysten durch einen strahlendurchlässigen Hof, der durch eine Druckatrophie der Umgebung entsteht. Dieser strahlendurchlässige Hof von Stecknadelspitzbreite ist in der Literatur als „*Halo-*" oder „*Coronaphänomen*" bekannt. Schwierig ist die Differenzierung, wenn mehrere Zysten in einer Ebene sich teilweise überlagern und damit eine gelappte Form vortäuschen, wie sie z. B. beim Fibroadenom oder auch bei der malignen Form, dem Adenokarzinom vorhanden sein kann. Es müssen dann Aufnahmen der gleichen Mamma in *mehreren* Aufnahmerichtungen angefertigt werden, um das „*Coronaphänomen*" in jedem einzelnen Fall der Verdichtung abzugrenzen. Die Solitärzysten richten sich mit ihrem größten Durchmesser in der Regel radiär zur Mamille aus, was dann in einer oder in beiden Aufnahmerichtungen zu einer ovulären Form führt. Gelingt dies nicht in einer Ebene, so muß der fraglich positive Bezirk in der zweiten oder möglicherweise dritten Ebene dann das Phänomen aufweisen, sonst muß der Verdacht auf auf einen malignen Prozeß radiologisch gestellt werden.

e) Allgemeine Bemerkungen

Die *maligne Entartung* eines zystischen Prozesses auf dem Boden der papillären Transformation der Zystenwand ist mit etwa 2 % anzugeben (HAAGENSEN 0,3 %, GATSCHELL 1,5 %). In der Regel sollte man — wenn eine Punktion *nicht* möglich ist — bei einer Zyste oder Solitärzyste von mehr als Kirschgröße eine Exstirpation mit histologischer Abklärung anstreben. Das Pneumozystogramm, d. h. die radiographische Darstellung der Zyste nach Leerpunktion des Zysteninhaltes und anschließender, gleichvolumiger Luftinsufflation, ist nicht immer eindeutig zu beurteilen; dispergierte Luftblasen sowie mangelhafte Einstelltechnik können Konturunregelmäßigkeiten vortäuschen oder überlagern. Nach unseren Erfahrungen, die sich nicht unbedingt mit den Angaben in der Literatur decken, ist das Pneumozystogramm mit einer Fehlerbreite von 20 % belastet. Daher glauben wir, daß die Punktion und die anschließende Kontrollmammographie nach 6 Wochen jeder anderen, weiteren Untersuchungsform überlegen ist, es sei denn, man entschließt sich bei der Diagnosestellung zur *Exstirpation*. Die auch von uns früher geübte Empfehlung, eine Zyste je nach Größe konservativ oder operativ zu behandeln, können wir aus verschiedenen Gründen nicht mehr aufrechthalten. Wir sind jedoch in jedem Falle der Ansicht, daß ein mammographisch zunächst als Zyste identifizierter Tast- oder Verschattungsbezirk punktiert werden sollte. Die *gezielte Punktion* bestätigt im Fall des Vorliegens einer Zyste die Diagnose, eine eventuelle, zytologische Untersuchung ist möglich und in mehr als 80 % der Fälle ist mit einer anschließenden Vernarbung, sprich Therapie zu rechnen. Dies stellt somit neben einer möglichen, zytologischen Sicherung eine Therapieform dar, die einerseits der Patientin zumutbar ist, andererseits Kontroll- und Überwachungsmammographien bei uneingeschränkter diagnostischer Sicherheit zuläßt. Eine *Kontrolle* nach 6 Wochen ist immer durchzuführen, dabei ist das ehemalige Zystenareal einer subtilen Prüfung auf Malignitätskriterien zu unterwerfen. In der Regel läßt sich eine kommaähnliche Strukturverdichtung im Sinne der beschriebenen Vernarbungstendenz erkennen, häufig gelingt es dann erst auch, typische Wandverkalkungen sichtbar werden zu lassen, wenn das stark absorbierende Medium des Zysteninhaltes fehlt.

Gedanklich ist hier anzufügen, daß eine endgültige, vertretbare Beurteilung der Mammogramme nach zwei oder mehr, in seltenen Fällen auch schon nach einer Probeexzision nicht mehr möglich ist. Unter Berücksichtigung dieser Erfahrungstatsache stellt sich die Punktion von kleineren bis mittleren Zysten als eine grundlegende Voraussetzung zur Kontrollmammographie dar.

Zur *Differentialdiagnose des medullären Karzinoms* ist der Vergleich zwischen Tastbefund und Größenausdehnung der im Röntgenbild nachweisbaren Verschattung heranzuziehen. Die Regel nach LEBORGNE besagt, daß beim Vorliegen einer Zyste sowohl Tastbefund wie Größenausdehnung der Zyste im Röntgenbild übereinstimmen, während beim Karzinom die mammographisch nachweisbare Verschattung wesentlich kleiner ist, als nach dem Tastbefund zu erwarten wäre. Schwierig, wenn nicht gar unmöglich ist die Differenzierung der fibrozystischen

Dysplasie wie auch der Solitärzysten im Röntgenbild während der Gravidität bzw. Laktation, wie dies auch in gleicher Weise für das solide bzw. medulläre Karzinom gilt. Grundsätzlich gelingt sie jedoch immer noch leichter, zumindestens für die Lokalisation als durch Inspektion und Palpation.

M 4 - 2: Fibroplastische Dysplasie und Fibroadenome

a) Klinische Abgrenzung

Die Form der *fibroplastischen Dysplasie,* oder auch im angelsächsischen Schrifttum als *Mazoplasia II* bekannt, ist meist schon vom 20. bis 35. Lebensjahr nachzuweisen. Sie stellt praktisch die Frühform einer fehlregulierten Involution von Gewebsanteilen des Drüsenkörpers dar. Wahrscheinlich konnte eine familiäre Disposition gemacht werden. Auch nach unseren Erfahrungen stellt die vorliegende Basisdiagnose die *häufigste Transformationsform* da, die meist durch einen verkürzten Zyklus unterstützt wird. Beobachtet wird diese Dysplasieform nach Laktationsphasen, wobei segmentgebunden die Rückbildung von einer Proliferation abgelöst wird. Sie stellt in der Regel die schmerzhafte Form der Mastopathie dar und führt die Patientinnen zur weiteren klinischen Abklärung. Unter dem Begriff der *Fibroadenome* fassen wir die echte, jedoch *gutartige Geschwulstbildung* auf, die als umschriebene Dysplasie abläuft. Die Fibroplasie als diffuse Form und das Fibroadenom als lokale Form der Dyplasie können nebeneinander in derselben Brustdrüse existieren. Die entzündliche Genese (nach KÖNIG) wird heute allgemein abgelehnt, vielmehr wird die geschwulstartige Neubildung (nach SCHIMMELBUSCH) eher pathogenetisch diskutiert. Wir selbst jedoch glauben, daß die *hormonelle Fehlregulation* mit nachfolgender Involution und Metaplasie vorrangig zu betrachten ist vor der *echten Proliferation.* Selbst das Fibroadenom stellt unserer Meinung nach nur eine lokale Form der fibroplastischen Dysplasie dar. Belegt wird dies durch umfangreiche, histologische Mitteilungen, wie sie in der Weltliteratur wiedergegeben werden.

b) Inspektion und Palpation

Bei der diffusen Fibroplasie erscheint der Drüsenkörper strangartig, die Konsistenz kann jedoch unterschiedlich sein. Beim Anspannen des M. pectoralis major (Hüfthalteposition der Hände) ist eine Formabweichung der Brust deutlich. Ähnlich der fibrozystischen Mastopathieform kann auch das in Rückenlage zu bestehende „Verlaufen" des Corpus mammae nicht beobachtet werden. Bei der Palpation klagt die Patientin häufig über *Druckschmerzen,* die sich vornehmlich in den äußeren Quadranten lokalisieren lassen. Wie schon im vorigen Abschnitt ausgeführt, ist die Palpation sorgfältig durchzuführen. Es gilt die strangartigen Verdichtungen innerhalb des Drüsenkörpers gegen die Umgebung abzugrenzen. Als Regel kann gelten, daß bei der Fibroplasie selbst größeren Ausmaßes die Haut immer verschieblich bleibt, daß andererseits infiltrierende Veränderungen jedoch eine Fixation einzelner Hautpartien bewirken. Die von der Patientin angegebene Spontanschmerzhaftigkeit ist meist prämenstruell verstärkt. Hormonstörungen, die sich durch eine Zyklusverkürzung äußern, werden in 42 % unserer Beobachtungszahl angegeben.

c) Histologisches Bild

Bei der diffusen Form hat das periazinäre, feinfaserige Bindegewebe quantitativ zugenommen, es ordnet sich zu strangartigen Verbänden. Die Acini selbst gehen an Zahl zurück. Dagegen bleiben die Ductuli (Schaltstücke) erhalten und erscheinen dadurch im Blickfeld

„relativ" vermehrt. Beim Adenom liegt eine geschwulstartige Wucherung des Drüsenanteils vor ohne Mitosereichtum und ohne sonstige, histologische Malignitätskriterien; der Prozeß ist durch einen faserigen Gewebssaum, teilweise mit Hyalin in kapsulärer Form von der Umgebung getrennt. Am häufigsten trifft man jedoch das Fibroadenom an, bei dem der geschwulstartig gewucherte, adenomatöse Anteil von entdifferenziertem Bindegewebe durchsetzt wird. Eine solche geschwulstartige Neubildung kann jedoch auch auf eine intraduktale Epithelproliferation zurückgehen, ohne daß dann bei Ausreifung dieses Prozesses die eigentliche Genese noch abgegrenzt werden kann. Als Zwischenform sehen wir das intraduktale Papillom an, das in seiner Proliferationstendenz sicherlich zu den echten, wenn auch gutartigen Geschwülsten zu rechnen ist. Die Neigung zu regressiven Veränderungen des mehr oder weniger stark differenzierten mesenchymalen Gewebes kann bis zu Verkalkungen führen.

d) Röntgenbild

Zunächst einmal ist zu unterscheiden zwischen der *diffusen* und der *lokalisierten* Form. Die *diffuse Fibroplasie* der Mamma stellt sich in einer bandartigen, der ursprünglich radiären Struktur angelagerten Verdichtung dar, die oft bogig in das subkutane Fettgewebe vorspringt. Eine Bevorzugung der äußeren Quadranten ist möglich, in der Regel sind jedoch alle Quadranten in gleichem Ausmaß betroffen. Die ursprünglich milchglasähnliche Zeichnung, die dem Drüsengewebe zuzuordnen ist, tritt zurück. Dagegen wird die mehr beetförmige Anordnung von abgrenzbaren, teilweise besonders in craniocaudalem Strahlengang rhomboid erscheinenden Verdichtungen sichtbar. Eine wesentliche Erleichterung bei der Beurteilung stellt die *Symmetrie* bei noch durchscheinender, erhaltender Architektonik dar. Die umschriebene Form äußert sich in einer oft gelappt erscheinenden, daher polyzyklisch begrenzten Verschattung. Innerhalb dieser Verschattung kann es zu einer unterschiedlichen Strahlenabsorption kommen, die gelappte Form ist in beiden oder in den zusätzlich zu Hilfe genommenen Aufnahmeprojektionen deutlich. Sie ist scharf gegenüber der Umgebung abgesetzt, das *„Corona-Phänomen"* ist immer nachweisbar bzw. muß aufgefunden werden. Eine Störung des architektonischen Aufbaus ist nur lokal erkennbar, Malignitätskriterien fehlen. Häufig treten innerhalb dieser Verschattungen Kalkeinlagerungen auf, die granulär bis schollig ausgebildet sind, und deren wesentliches Unterscheidungsmerkmal zu malignen Veränderungen auf die teils beetartig, teils geschichteten Lagerung der Verkalkung beruht. Wir haben die Beobachtung gemacht, daß das *„Halo"*- oder *„Coronaphänomen"* zwar häufig in den Standardebenen vermißt werden kann, in zusätzlichen Aufnahmeprojektionen kann dieses Phänomen jedoch nachgewiesen werden. Diese zusätzlichen Aufnahmeprojektionen richten sich nach der Lage der Dysplasie innerhalb des Drüsenkörpers, sie werden so gewählt, daß die Veränderung plattennah abgebildet werden kann. Es sollte noch einmal betont werden, daß die Fibroadenome — ähnlich den Solitärzysten — auch bei polyzyklischer Begrenzung ihre *radiäre Ausrichtung* zur Mamille beibehalten. Dieses Kriterium wird bei Malignomen vermißt.

e) Allgemeine Gesichtspunkte

Betrachtet man die statistische *Häufigkeit* dieser Dysplasieform im Rahmen einer Reihenuntersuchung, so ist im geschlechtsreifen Alter mit etwa 25 % aller untersuchten Frauen und in etwa $2/3$ aller, röntgenologisch nachgewiesenen *Dysplasien* zu rechnen. Dabei steht die diffuse Form der Häufigkeit nach, vor der lokalisierten Form der Fibroplasie. Wie schon im Vorangegangenen bemerkt, erleichtert bei der diffusen Form die Beurteilung der *Symmetrie,* jede Änderung dieser auch durch die Dysplasie in der Regel nicht veränderten Architektonik muß weiter abgeklärt werden. Betrachten wir die Häufikeit der malignen Entartung im Rahmen einer fibroplastischen Dysplasie, so kann festgestellt werden, daß ein Malignom statistisch selten ist. Wesentlich schwieriger zu beurteilen sind erfahrungsgemäß die Mischformen der fibrozystischen und fibroplastischen Mastopathie. Die Strukturen in *Form, Dichte* und *Lage* sind unterschiedlich stark verteilt. Dies bedingt eine genaue Betrachtung der einzelnen Quadranten in beiden Aufnahmeebenen, in der Regel wird man beim Vorliegen dieser Mischform auch die Lupenbetrachtung zu Hilfe nehmen müssen. In beiden Ebenen ist — sozusagen *planquadratweise* — jeder Verschattungsbezirk aufzusuchen und zu indentifizieren. Gehen wir davon aus, daß die lokale oder diffuse fibrozystische Dysplasie selten mit der Entstehung eines Malignoms gekoppelt ist, so ist nach Mitteilungen im angelsächsischen Schrifttum die Kombination zwischen der Mischform einer fibrozystischen und fibroplastischen Dysplasie und einen Malignom häufiger als bei der Durchschnittsbevölkerung. Haben wir schon das Problem der genauen Betrachtung bei der Besprechung des Röntgenbildes abgehandelt, so ist darüber hinaus konsequenterweise eine häufigere Röntgenkontrolluntersuchung als bei der Normalbevölkerung zu fordern. Hier werden nach unseren Erfahrungen gerade die Kontrolluntersuchungen zur Frühaufdeckung eines Malignoms ihren wesentlichen Beitrag leisten. Dabei kann man davon ausgehen, daß ein relativ kleines, vorwiegend szirrhöses Karzinom dem Röntgenbild sich früher verrät als ein häufig schon relativ großes Karzinom vom medullären Typ. Die Voraussetzungen dazu sind im Abschnitt M 8 abgehandelt. Gelegentlich kann bei der Kontrollmammographie die Markierung eines Tastbefundes durch eine an die Haut aufgelegte Bleimarke eines zusätzliche diagnostische und lokalisatorische Hilfe sein. Eine verbesserte, diagnostische Aussage wird durch die mittels einer Vakuumpumpe mögliche Segmentextraktion der Mamma mit radiologischer Dokumentation (nach POMP) erzielt, sie kann aufgrund eigener Erfahrungen als nützlich empfohlen werden.

M 5 -: Kleinzystische Dysplasie des Drüsengewebes (Morbus Schimmelbusch)

a) Klinische Abgrenzung

Unter diesem Synonym verstehen wir die *chronisch-zystische Mastopathie*, sie wird am häufigsten in dem 4. und 5. Lebensjahrzehnt klinisch manifest. Das Symptom, das die Frau häufig zum Arzt führt, ist die *Mastodynie*, d. h. die anfallsweise auftretenden Schmerzen in einer oder beiden Brüsten vor der Menopause. Warum es zu dieser klinischen Symptomatik kommt, kann nicht eindeutig beantwortet werden. Diese Mastopathieform gehört jedoch zu den vorwiegend proliferierenden Dysplasien der Brustdrüsen, bei der nach allgemeiner Erfahrung neben der individuellen Hormonausgangslage die anlagebedingte Tendenz zur Transformation gleichrangig zu bestehen scheint. Es dürfte die einzige Dysplasieform sein, die familiär gehäuft auftreten kann.

b) Inspektion und Palpation

Bei der Inspektion läßt sich häufig eine verstärkte Venenzeichnung erkennen, der Turgor der Haut und die Konsistenz des Corpus mammae kann jedoch sehr unterschiedlich sein. Beim Anspannenlassen des M. pectoralis (Hüfthaltestellung der Arme) kann bei herabgesetztem Turgor entsprechend des Tastbefundes eine kleinhöckrige Oberfläche zutage treten. Man sollte sich die Mühe machen, die Palpation in Hängebauchlage zu wiederholen. In dieser Position kommen dann derbere, zusammenhängende Drüsensegmente besser zur Abgrenzung, die dann auf eine *stärkere Bindegewebsbeteiligung* hinweisen. In solchen Fällen ist es meist unmöglich, zwischen einer gut- oder bösartigen Veränderung innerhalb der Brustdrüse zu unterscheiden. Die exakte, palpatorische Untersuchung mit schriftlicher Fixierung soll bei der Betrachtung der Röntgenbilder den Blick auf entsprechende Quadranten lenken und eine genaue Differenzierung der sichtbaren Veränderungen fordern.

c) Histologisches Bild

Im Vordergrund des histologischen Bildes steht eine Proliferation der Epithelien und der Myoepithelien im Bereich der Schaltstücke und der Zwischenstücke, die dann bei diffuser Zystenbildung eine weitgehende bis vollständige Umwandlung des Corpus adenosum und auch des Corpus fibrosum bewirken. Aus der generellen Umwandlung in ein „Zystenwandepithel" resultiert die Einförmigkeit des histologischen Bildes in Form unzähliger kleinster bis kleinerer Zysten. Dazu treten häufig intrakanalikulär bzw. intrazystisch kleinste zottenähnliche Epithelwucherungen in Form von Papillomen auf. Dieses Bild kann in einzelnen Fällen durch eine stärkere, faserbildende fibrozytäre Einwanderung unterbrochen werden, die zu dem Begriff der sklerosierenden Mastopathie geführt hat.

d) Röntgenbild

Gehen wir von der ausgereiften Form dieser Mastopathieform aus, so besteht im Röntgenbild eine gleichförmige Verteilung von *reiskorn- bis erbskorngroßen* Verschattungen mit glatter Kontur über alle Quadranten des Corpus mammae. Dieser deutlich erkennbare Befund hat zu dem Begriff der *„Schrotkugelmamma"* oder *„Schneeflockenmamma"* geführt. Eine radiäre Trabekelstruktur ist wie bei den anderen Mastopathieformen nicht mehr deutlich, um so mehr eine strangartige Bindegewebsvermehrung dazutritt. Erleichternd in der Beurteilung ist jedoch die Tatsache, daß diese nachweisbaren Veränderungen *symmetrisch* beidseitig ausgebildet sind. Tritt eine *Schrumpfung* hinzu, so haben wir dann im craniocaudalen Strahlengang die typische Schmetterlingsfigur mit punktförmiger Strukturverdichtung und scharfer Begrenzung zum subkutanen und zentral gelegenen Fettgewebe hin. Nicht selten ist im Rahmen dieser Mastopathieform eine im Röntgenbild nachweisbare schollige bis kommaförmige *Verkalkung*, die auf eine lokale regressive Veränderung der Zystenwand beruht.

e) Allgemeine Gesichtspunkte

Wie schon in den vorangegangenen Abschnitten ausgeführt, ist die Rolle der chronischen Mastopathie bzw. Dysplasie als Praekanzerose umstritten. Sicherlich kann man nicht bei jeder Dysplasie von einer *Praekanzerose* sprechen, wenn es auch sicherlich einige Dysplasieformen gibt, die eine höhere Entartungsrate aufweisen. So wird im angelsächsischen Schrifttum eine deutlich statistisch höhere Malignitätsrate bei sogenannten, proliferierenden Mathopathieformen angegeben. Neuerdings versucht man über eine graduelle Unterscheidung der Dysplasieformen eine mögliche Morbiditätskurve aufzustellen. So wird eine statistische Kopplung von proliferierender Mastopathie I. Grades mit einem Karzinom in 6 % und von proliferierender Mastopathie IV. Grades mit einem Karzinom in 48 % der Fälle gesehen. Eine abschließende Aussage ist jedoch nicht möglich, da weder *klinisch, pathogenetisch, röntgenologisch* oder *histologisch* einheitliche Kriterien erarbeitet worden sind. Wenn wir unsere eigene Tumorstatistik unter diesen Gesichtpunkten betrachten, so ist eine auffällige Häufung der Basisdiagnose „Mischform einer fibrozystischen und fibroplastischen Dysplasie mit Fibrose" (Synonym M_4/M_1) sowie der Basisdiagnose „Kleinzystische Dysplasie" (M_5) mit dem gleichzeitigen Nachweis eines Karzinoms deutlich. Diese Erfahrung hat die Konsequenz, daß wir den Zeitpunkt der Überwachungsmammographie nach der vorgegebenen Basisdiagnose bei der Erstuntersuchung bestimmen, wobei Alter der Patientin, Stillgewohnheiten und familiäre Vorbelastung gleichbedeutend berücksichtigt werden.

M 6 -: Sekretorische Erkrankungen

a) Klinische Abgrenzung

Unter diesem Synonym der *sekretorischen Erkrankungen* ordnen wir alle Mammogramme ein, die mit dem *klinischen* Symptom einer einseitigen oder doppelseitigen Sekretion einhergehen. Dies geschieht unter Berücksichtigung der Tatsache, daß das normale wie auch das dysplastisch veränderte Drüsengewebe auf exogene wie endogene Einflüsse mit dem Symptom der Sekretion antworten kann. Sowenig das Symptom der Sekretion Auskunft geben kann darüber, ob es sich um eine Veränderung des gesamten Drüsenkörpers oder nur einzelner Gewebsanteile handelt, sowenig gibt es ein führendes, mammographisches Kriterium, das nur bei sekretischen Erkrankungen vorkommt. Ursächlich haben wir zunächst die Dysregulationen inkretorischer Organe festzustellen, wie die der Hypophyse, der Nebennieren, der Schilddrüse und der Ovarien. Das Symptom der Sekretion finden wir jedoch auch als eine Antwort des Drüsengewebes auf Nebenwirkungen von Medikamenten, auf lokale Traumen und als Folgezustände nach Mastitis und Stillperioden. Weiterhin kann das klinische Bild der blutigen wie auch serösen Sekretion bei Hypersensitivitätserkrankungen auftreten. Eine altersgebundene Disposition besteht nicht und ist unter Kenntnis des voran Gesagten nicht zu erwarten. Eine Häufung dieses klinischen Symptomes ist jedoch nach frühzeitigem und plötzlichem Abstillen post partum beobachtet worden. In diesen Formenkreis gehört das vorwiegend im amerikanischen Schrifttum bekannte klinische Bild der *Plasmazellmastitis*.

b) Inspektion und Palpation

Ein charakteristischer Tastbefund für eine „Sekretionsbrust" ist nicht bekannt. Vom gewohnt drüsigen Tastbefund bis zur abgrenzbaren Verhärtung kann jeder der voran besprochenen Palpationsbefunde erhoben werden. Wesentlich ist der Nachweis der Sekretion, welche spontan oder auf Druck auftreten kann. Protokollarisch ist festzuhalten, wie das Sekret nach Farbe und Viskosität beschaffen ist. Es sollte ein Abstrich mit der Möglichkeit einer zytologischen Auswertung durchgeführt werden. Nach Abtupfen der Mamille und nach Ausstreichen einzelner Quadranten vom Zentrum zur Mamille hin kann man sich sehr gut den oder die *Porus lactiferum* darstellen. Aufgrund der Beschaffenheit des Sekretes wie auch auf die Tatsache, ob die Sekretion auf eine oder beide Brüste sich erstreckt, ist eine Vermutungsdiagnose möglich. Eine bernsteinfarbene Flüssigkeit weist in der Regel auf sezernierende Ausführungsepithel hin. Milchig-weiße Absonderungen werden über Monate bis Jahre nach einer Stillperiode hin beobachtet. Die gefärbte Sekretion, die grünlich bis schwärzlich sein kann, ist häufig ein Zeichen für eine intraduktale Veränderung mit endständiger Erweiterung der Milchgänge. Neben der gefärbten Sekretion wird beim Papillom wie beim intraduktalen Karzinom die blutige Sekretion beobachtet, die auf Gefäßeinbrüche bei Zottenabriß hinweist. Weisen beide Brüste eine seröse Sekretion auf, so liegt mit hoher Wahrscheinlichkeit ein Malignom *nicht* vor.

c) Histologisches Bild

Bei der vorliegenden Weitfassung des klinischen Begriffes ist eine einheitliche histologische Beschreibung nicht möglich. Wir können bei dem klinischen Bild einer sezernierenden Mamma Bilder einer Fibroplasie nachweisen, nicht selten ist das histologische Bild einer dysplastischen Mischform mit vorwiegender Proliferation des Ausführungsgewebes. Im Rahmen der sekretorischen Erkrankungen sind jedoch zwei Krankheitsbilder hervorzuheben mit völlig verschiedenem histologischen Befund und unterschiedlicher prognostischer Bedeutung. Einmal kennen wir das Bild einer lokalen oder diffusen Hyperplasie des Ausführungsepithels mit Differenzierung zu einem Epithel mit sekretorischer Leistung. Diese Form stellt die Vorstufe zur Plasmazellmastitis dar, die ihrer Deutung nach auf eine plasmazelluläre Invasion in das perikanalikuläre Gewebe beruht. Diese Plasmazellansammlungen sind als Antwort auf vorwiegend regressive Veränderungen des sezernierenden Epithels zu werten.

Das zweite Bild entspricht einer echten Geschwulstbildung im Sinne einer intrakanalikulären Papillombildung, die neben einer oder als Vorstufe zur Papillo-Carcinombildung stehen kann. Es liegen zottenähnliche Proliferationen von Gangepithelien vor, die sich intrakanalikulär ausbreiten und die zu dem histologischen wie dann auch klinischen Begriff der Comedomastitis geführt hat. Diese zottenförmigen Proliferationen weisen in der Regel Kalkeinlagerungen auf. Als eine Variation zu dem eben beschriebenen histologischen Bild ist das Comedo-Carcinom zu werten, das histologisch sein autonomes Wachstum durch einen Mitosereichtum und einer Kernmetaplasie verrät. Die zunächst sich darstellende, intraduktale Ausbreitung kann stellenweise in eine perikanalikuläre Infiltration übergehen. Dies stellt dann das Zeichen eines fortgeschrittenen Wachstums dar.

d) Röntgenbild

Ein *einheitlicher* Röntgenbefund ist nach dem oben Angeführten ebenfalls *nicht* zu erwarten. Die Milchgänge können als streifig verdickte Gewebszüge retromamillär wie weiter ventral zur Abbildung kommen. Eine Entscheidung darüber, ob der Inhalt einem Sekret oder einem soliden Gewebe zuzuordnen ist, kann nach dem Nativmammogramm nicht gefällt werden. Einige Besonderheiten können jedoch herausgestellt werden:

Bei der *Plasmazellmastitis* liegt eine Betonung der gewohnt trabekulären Zeichnung vor mit abnehmender Strukturdichte zum Zentrum des Lobulus hin, die im craniocaudalen Strahlengang in plumpen bis flammenförmigen Ausläufern enden. Eine Quadrantenbevorzugung liegt nicht vor. Bei intraduktalen *Papillomen* oder *Karzinomen* lassen sich perlschnurartige Verkalkungen nachweisen die pferdeschweifartig von der Mamille zur Thoraxwand hin divergieren. Liegt eine solche Verkalkungsform über alle Quadranten verteilt vor ohne weiteren Nachweis von Malignitätskriterien ,so ist eine intraduktale Papillomatose wahrscheinlich. Sind solche Verkalkungen jedoch auf ein Segment gebunden, so können diese in gleicher Weise auf ein umschriebenes intraduktales Papillom, wie auch auf ein *Carcinoma cribrosum* hinweisen.

e) Allgemeine Bemerkungen

Bei dem Vorliegen einer *mamillären Sekretion,* ist eine weitere klinische *Abklärung* dringend erforderlich. Häufig kann im Verein das klinische Bild, die anamnestischen Angaben und das Mammogramm ein Malignom als unwahrscheinlich erscheinen lassen. Weiterführende Untersuchungen wie die *Kontrollmammographie* und insbesondere auch die *Galaktographie* haben für die Diagnose wenig Beweiskraft. Die Kontrollmammographie ist an eine Änderung des Ausgangsbildes gebunden, d. h. der Nachweis des Einbruches eines intraduktalen Prozesses ist ein relativ später Zeitpunkt. Die Galaktographie ist zwar technisch nicht sehr schwierig, der positive Nachweis einer intraduktalen Veränderung stellt jedoch nur dann eine diagnostische Aussage dar. Dies gelingt jedoch nur in den allerwenigsten Fällen Dafür ist festzuhalten, daß der lokalisatorische Wert der Galaktographie weit über dem des informatorischen Wertes steht. Die Lokalisation eines intramammären, vorwiegend intraduktalen Prozesses stellt jedoch die Voraussetzung zu einer Probeexzision dar, sie kann in gleicher Weise wie der Galaktographie präoperativ mit einer *Methylen-Blau-Instillation* über eine Lymphographie- oder Tränenkanalsnadel erfolgen. Segmentgebundene Verkalkungen vom Perlschnurtyp sollten in jedem Falle einer Probeexzision zugeführt werden, dabei sind zwei Dinge in der Betrachtung wesentlich: Einmal wird die Diagnose histologisch gesichert, zum anderen wird das klinische Symptom der Sekretion durch die Exzision des für die Sekretion verantwortlichen Gewebsanteils beseitigt. Generell sollte die Galaktographie größeren diagnostischen Zentren vorbehalten bleiben, da neben dem zeitlichen und personellen Aufwand auch eine umfassende Erfahrung in der Beurteilung der erhaltenen Aufnahmen (s. dort) notwendig ist.

M 7-: Befunde mit dem Nachweis eines Malignitätskriteriums

Das *Synonym M 7* stellt ein Zusatzsynonym dar, d. h. es wird einer vorangestellten Basissynonym angegliedert (z. B. M 5 / M 7). Damit wird zum Ausdruck gebracht, daß im Mammogramm lokal oder diffus Strukturen auftreten, die in ihrer Form, Dichte, Lage oder Begrenzung nicht den voranbesprochenen Strukturen entsprechen. Die Definition dieser Abweichungen führt zur Aufführung von Einzelkriterien, die jede für sich alleine auftreten kann. Wird *ein Malignitätskriterium* nachgewiesen, so ist der weitere Ablauf vorgegeben:

a) *Kontrollmammographie* in definiertem Zeitabstand (nach 3 oder 6 Wochen), eventuell mit Zusatzuntersuchungen wie Punktion, Pneumozystogramm, Galaktographie oder Stanzbiopsie.

oder auch

b) *Exzisionsbiopsie.*

Die Kriterien sind zu unterteilen in *klinisch-röntgenologische* (unter a) und in ausschließlich *röntgenologische* Kriterien (unter b).

a 1) Die Regel nach LEBORGNE: *Der Tastbefund einer Krebsgeschwulst ist häufig ausgedehnter als die röntgenologisch nachweisbare Verschattung.*

Diese Erfahrungstatsache konnten wir insbesondere bei den stromareichen Tumoren beobachten, also bei den *zirrhösen Karzinomen*. Sie ist jedoch in gleicher Weise bei den *medulären* Formen deutlich, weil hier zu der abgrenzbaren Verdichtung ein *perifokales Ödem* hinzutritt, das eher röntgennegativ ist und den Tastbefund jedoch ausgedehnter erscheinen läßt. Zusätzlich ist auch meist eine Vermehrung des gefäßtragenden Bindegewebes in der Tumorumgebung röntgenologisch deutlich, die ebenfalls zu einer Größendifferenz zwischen Tastbefund und Röntgenbefund beiträgt.

a 2) Entsprechend dem klinischen Bild eines einseitigen Tastbefundes ist auch röntgenologisch der Nachweis einer einseitigen Verschattung tumorverdächtig.

Tumorverdächtige Verschattungen sind nur in 1–3 % der Fälle bds. ausgebildet. Die Mastopathie bzw. Dysplasie tritt in der Regel bds. auf. Das Röntgenbild ist wechselnd und abhängig davon, welche Form der Dysplasie vorliegt. Die wesentlichen Dysplasieformen, wie die fibrozystische, die kleinzystische und die fibroplastische Form, sind in der Regel – wie dort besprochen – bds. ausgebildet.

a 3) Die einseitige Einziehung der Mamille, die sowohl klinisch wie röntgenologisch gut erkennbar ist, und die einseitige oder doppelseitige Sekretion bedingen zum Malignitätsausschluß den zusätzlichen Einsatz klinischer Erhebungen und röntgenologischer Untersuchungen.

Die *Retraktion* der Mamille kann durch schrumpfende, chronisch-indurierende Veränderungen retromamillär oder aber als Zustandsfolge einer ovulären Schnittführung nach früherer PE hervorgerufen werden. Wenn weitere Malignitätskriterien fehlen, so ist eine kurzfristige Kontrolle angezeigt, um eine Größenzunahme einer möglichen Infiltration dann zu diagnostizieren. Eine einseitige oder doppelseitige Sekretion haben wir in fast 5 % der Dysplasieformen gesehen, die röntgenologisch nachgewiesen und histologisch bestätigt worden sind. Erbringt die native Übersichtsaufnahme keine weiter Abklärung, so ist die *erweiterte Röntgendiagnostik* durch die Galaktographie *einzusetzen*, deren Einsatz sich bei einer blutigen Sekretion immer stellt.

b 1) Infiltrative Veränderungen stören die röntgenanatomisch vorgegebene Architektonik des drüsig-bindegewebigen Aufbaus des Corpus mammae, der durch die kontralaterale Seite festgelegt ist.

So sehr dieser Aufbau von Frau zu Frau schwankt, weil er von der individuellen Anlage, der hormonellen Grundsituation, den Schwankungen durch Schwangerschaften, exogener Hormonzufuhr und entzündlichen oder operativen „Zwischenfällen" abhängt, so sehr ist bis auf die Fälle mit einseitigen Einflüssen die *Symmetrie* gewahrt. Wir haben diese Kriterien deshalb gesondert herausgestellt, weil es besonders bei der Involutionsmamma und bei der fettgewebsreichen Mamma ein auffälliger Hinweis sein kann. Daraus leitet sich schon die Forderung der Radiographie beider Brüste ab.

b 2) Der Tumor ist häufig schattendichter als das Drüsen- und Bindegewebe derselben und der kontralateralen Seite.

Es gibt zwar *drei Tumorformen* die im Röntgenbild *weniger* schattendicht sind als das Corpus adenosum bzw. *Corpus fibrosum*; sie gehören aber in die Reihe der sehr seltenen Karzinomformen, wie das *undifferenzierte Karzinom,* das *hochdifferenzierte Milchgangskarzinom* mit räumlicher Dissimination und das *lobuläre Karzinom.* Sie dürfen jedoch bei etwa 3 % aller röntgenologisch nachweisbaren Mamma-Ca. liegen. Nach unseren Erfahrungen sind die mehr oder weniger stromareichen Tumoren, wie oben angegeben, in der Regel anzutreffen. Das Stroma ist eine Differenzierungsform des Tumorgewebes und kann beim Seitenvergleich als deutliche schattendichte Infiltration auffallen. Schwierig ist allerdings die Differentialdiagnose bei vermehrter narbiger Induration, z. B. nach mehrfacher Probeexzision oder bei sklerosierender Vernarbung eines Abzesses. Daher sollte eine zurückhaltende Beurteilung nach vorangegangener PE erfolgen; so nehmen wir eine Beurteilung nach 2 vorangegangenen Probeexzisionen an derselben Brust nicht mehr oder nur unter Vorbehalt ohne Diagnosestellung vor.

b 3) Zunahme des gefäßtragenden Bindegewebes mit möglichen Kalibervergrößerungen der größeren Drüsen und Hautvenen.

Beim *Seitenvergleich* kann die umschriebene Zunahme und Einbeziehung der Gefäße mit einseitiger Vergrößerung des Lumenquerschnittes auch einen weniger schattengebenden Tumorbezirk hervorheben. Dazu kommt häufig eine perivasale, verwaschene Zeichnung, die als interstitielles Ödem zu deuten ist. Unter die gleiche Gruppe ist bedingt auch das Zeichen nach HOEFFKEN einzuordnen, welches auf einer

Vergrößerung des Lumenquerschnittes subcutaner Venen der tumorbefallenen Seite beruht. Nach unseren Erfahrungen kann jedoch dieses Kriterium alleine keinen Tumorverdacht darstellen, da einmal die subcutane Venenzeichnung in der Regel in ihrem Ausmaß links stärker anzutreffen ist als rechts und zum zweiten auch eine Vergrößerung und Vermehrung der Hautvenenzeichnung bei proliferierenden Mastopathieformen vorliegen.

b 4) Das Reißnagelphänomen nach BACLESSE

Es umfaßt mehr oder weniger peripher gelegene umschriebene Verschattungen, die auch teilweise glatt begrenzt sein können und so auch bei glatter Form an ein Fibroadenom oder Solitärzyste erinnern. Beim Malignom, das eine Reaktion mit der Umgebung durchmacht, liegt dann ein umschriebener, korrespondierender Hautbezirk vor, der deutlich verdickt ist. Er ist eigentlich röntgenologisch immer nachweisbar, wenn durch entsprechende Aufnahmerichtung der Strahlengang im 90°-Winkel zur kleinsten Tumor-Hautentfernung gewählt wird. Häufig, wenn auch nicht in allen Fällen, können dann stielartige, streifige Verdichtungen nachgewiesen werden, die den verdickten Hautbezirk mit der flächigen abgrenzbaren Infiltration verbinden. Dieses hat zur Bezeichnung „*Reißnagel*" geführt, wobei der Reißnagelkopf der verdickten Haut, der Reißnagelstiel den Verdichtungszonen zwischen Haut und Tumor entsprechen.

b 5) Verschattungen mit besenreiserartigen, unregelmäßigen Ausläufern deuten auf einen stromareichen Tumor hin.

In Verbindung mit weiteren Kriterien kann ein solcher Röntgenbefund den Geschwulsttyp als *zirrhöses Karzinom* differenzieren, wobei durch einen entsprechend gewählten Rundtubus eine ausgeblendete Aufnahme des Tumors — nach vorangegangener Lokalisation anhand der Übersichtsaufnahmen — zur Differenzierung beiträgt. Diese besenreiserartigen Ausläufer entsprechen einer Bindegewebsvermehrung, die teilweise schon auf eine Lymphangiosis carcinomatosa hinweisen kann.

b 6) Eine knollig höckrige, also polyzyklisch begrenzte Verschattung in beiden oder zusätzlichen Aufnahmeprojektionen ist auf ein medulläres Karzinom verdächtig.

Im Gegensatz zu sich übereinander projezierenden Zysten, die zwar ebenfalls einen gelappten Verdichtungsbezirk vortäuschen, bleibt diese Verschattung in allen Projektionsebenen gleichartig. Zusätzlich kann die Lupenbetrachtung auch zunächst scheinbar *glattrandiger* Verdichtung in mehreren Aufnahmerichtungen im Falle eines Malignome an einer oder mehreren Stellen eine unscharfe Begrenzung aufdecken (sogenanntes „*Quallenphänomen*"). Man stelle sich den Fuß eines Schwimmvogels vor, wobei die Krallen die Umgebungsreaktion auf das Malignom und die Schwimmhäute die eigentliche Tumorbegrenzung darstellen. Auch kann die Schattendichte eines soliden bis medullären Karzinoms durch regressive Veränderungen innerhalb des Tumors unterschiedlich sein, während bei der Zyste aufgrund der Flüssigkeit als Inhalt die Absorption relativ einheitlich ist. Schwieriger kann die Unterscheidung zum *Fibroadenom* werden, welches ebenfalls polyzyklisch begrenzt sein und eine unterschiedliche Schattendichte aufweisen kann. Hier hilft der Merksatz, daß die *Verkalkungstendenz* in Form nestartig angelegter, relativ gleichgestaltiger Kalkeinlagerungen quadratisch ansteigt im Verhältnis zur Verschattungsgröße. Beim *medullären* Karzinom besteht eine ausgesprochen *geringe Verkalkungstendenz*, selten beobachtete Kalkeinlagerungen liegen ungeordnet, spriterartig und polymorph intra- und paratumoral.

b7) Die feingranuläre Verkalkung, die meist nur mit der Lupe aufzufinden ist, ist als eine besondere Differenzierungsform des Malignoms zu werten.

Die röntgenologisch nachweisbaren, knapp grießkorngroßen Verkalkungen sind im wesentlichen in ihrem Sichtbarwerden an die verkalkenden Tumorformen, aber auch an die physikalischen Voraussetzungen gebunden. Sind sie jedoch vorhanden, so findet man sie in konzentrisch *polarer* oder *unregelmäßig verstreuter* Anordnung beim Carcinoma simplex und in perlschnurartiger oder pferdeschweifähnlicher Anordnung beim Milchgangs-Papillom bzw. -Karzinom.

Allgemeine Bemerkungen

Bisher wurden Malignitätskriterien besprochen, deren jedes für sich allein das Vorliegen eines Malignoms im Röntgenbild nicht ausschließt. Ist nur eines der voran besprochenen Kriterien nachweisbar, so leiten wir daraus die Forderung zu einer *Röntgenkontrolluntersuchung* ab, die in der 3. oder 6. Woche nach der Erstuntersuchung durchzuführen ist. Neben der Wiederholung der Aufnahmen in den Standardebenen fordern wir die Anfertigung von weiteren Aufnahmeprojektionen, deren Art und Zahl von dem nachgewiesenen Kriterium bei der Erstuntersuchung abhängt. Bewährt haben sich bei uns die zusätzlichen Aufnahmeprojektionen bei 30° schrägeinfallendem Strahlengang von oben innen nach unten außen und von oben außen nach unten innen. Weiterhin ist als diagnostisch aufschlußreich die sogenannte 3. Ebene nach GROS zu werten. Es handelt sich um eine modifizierte Aufnahme in mediolateralem Strahlengang, bei der durch Schrägsetzen der Patientin zum Filmhaltertisch eine mehr tangentiale Aufnahme der beiden äußeren Quadranten der Mamma hergestellt wird unter Belassung der vorderen Axillarfalte zum Film. Damit werden die beiden äußeren Quadranten in veränderter Strahlengangsrichtung abgebildet. Hierdurch wird das Lymphabflußgebiet der vorderen Thoraxwand sichtbar.

Sollte sich auch nach Durchführung der Kontrolluntersuchung das bei der Erstuntersuchung aufgefundene Malignitätskriterium bestätigen, ohne daß weitere Kriterien aufgefunden werden können, so ist in jedem Falle zu einer *Probeexzision* zu raten (M 77).

M 8 -: Befunde mit Nachweis mindestens zweier Malignitätskriterien (Mamma-Karzinom)

a) Klinische Abgrenzung

Bei den bösartigen Mammatumoren handelt es sich in der Regel um maligne, vom Epithel des Drüsenparenchyms ausgehende Geschwulstbildungen *(Karzinome)* und selten um bösartige Proliferationen des Stützgewebes *(Sarkome)*. Während das Karzinom seinen Häufigkeitsgipfel in der Altersverteilung vom 40. bis 55. Lebensjahr, also zum Zeitpunkt der hormonellen Umstimmung bzw. der ovariellen Involution hat, befällt das Sarkom vorwiegend die Altersgruppen zwischen dem 23. und 30. Lebensjahr. Für das Sarkom gilt nach wie vor die Zufälligkeit des Auftretens, wie sie auch für die Sarkome des Bewegungsapparates angenommen wird. Für das Karzinom dagegen scheinen unter der Vielzahl möglicher Einflüsse auf die Entstehung Erbfaktoren rassische Dispositionen, Lebensverhaltensweisen, Zahl, Dauer und Gepflogenheiten der Laktationsperioden eine hervorragende Stellung einzunehmen. Diese Überlegungen begründen sich auch auf die Erfahrung der unterschiedlichen, geographischen Verteilung des Mamma-Karzinoms. Die klinisch manifest gewordene Malignomerkrankung ist meist *einseitig*, die Zahl der klinisch faßbaren, doppelseitigen Erkrankungen zum Zeitpunkt der Diagnosestellung wird sich u. E. von bisher 1 % bis 2 % unter Einsatz der verschiedenen Untersuchungsverfahren und nicht zuletzt der Mammographie auf 4,5 % bis 5 % erhöhen.

b) Inspektion und Palpation

Bei einer Malignomerkrankung der Brustdrüse ist die weite Skala aller möglichen durch Inspektion und Palpation faßbaren Symptome gegeben. So kann ein eben tastbarer Knoten mit Verschieblichkeit gegen Haut und Untergewebe ebenso einem Karzinomknoten entsprechen wie das heute selten gewordene, diffus ulzerierende und mit der Haut verbackene Karzinom.

Wenn auch in einem gesonderten Abschnitt vorher auf die klinische Untersuchungsmethode eingegangen worden ist, sollte in diesem Zusammenhang das Vorgehen noch einmal skizziert werden, welches aus Gründen der Einfachheit stets eingehalten und bei einem Abweichen von der Norm stets protokolliert werden sollte:

I. Vergleichende Betrachtung beider Brüste unter Berücksichtigung des Turgors, der Hautbeschaffenheit und der Hautvenenzeichnung.

II. Gleichzeitige, mehr streichende Palpation beider Brüste zur vergleichenden Prüfung der Hautverschieblichkeit und der Konsistenz des darunterliegenden, tiefen Drüsengewebes (JACKSON-Plateautest).

III. Einseitige, bimanuelle Palpation der Resistenz, auch Konsistenz, Größe, Beziehung zur Haut und zur Thoraxwand.

IV. Austasten der Supraclaricular- und Axillargrube.

V. Unter Verwertung der anamnestischen Angaben typisches Ausstreichen der einzelnen Quadranten zum Nachweis oder Ausschluß einer Sekretion.

c) Histologisches Bild

Im wesentlichen haben wir mit einer unizentrischen Transformation eines Gewebsanteils der Mamma zu rechnen. Diese Transformation erfüllt die Kriterien der autonomen Metaplasie d. h. eines selbständigen, nicht mehr vom Organismus her steuerbaren Wachstums. Diese Kriterien beruhen auf dem Nachweis von mehr oder weniger gleichförmigen Zellverbänden mit *Kernanomalien* und *relativem Mitosereichtum*, der Zelltypus kann vom undifferenzierten kleinzelligen Tumor (etwa das kleinzellige, undifferenzierte Karzinom) bis zur hochdifferenzierten Tumorzelle (z. B. das *Gallert*-Karzinom) mit spezifischer Zellaktivität reichen.

In der folgenden Zusammenstellung soll eine Übersicht über die möglichen malignen Transformationen in der Mamma gegeben werden (modifiziert nach DIETRICH und LUKOWSKY):

A. *unizentrisch:*
  I. auf direktem Wege aus verschiedenen Epithelproliferationen.
    1. von den Ausführungsgängen (Anteil ca. 60 %)
      a) mit Einbruch in das Stroma
      b) vorwiegend intrakannalikuläre Ausbreitung
        aa) solide, entdifferenzierte Epithelwucherungen
        bb) papilläre Epithelverbände
        cc) intermittierende Form
    2. vom Drüsenläppchen ausgehend (Anteil ca. 38 %)
      a) adenomatöser Aufbau
      b) solider Aufbau

II. auf indirektem Wege über fibroepitheliale Geschwülste
   1. aus dem Adenom (Anteil 0,3 %)
   2. aus dem Fibroadenom (Anteil 0,5 %)
   3. aus dem Zystadenom (Anteil 0,5 %)
B. *multizentrisch* (Anteil 0,7 %):
   1. mit gleichartiger Entstehungsweise (z. B. lobuläres Karzinom)
   2. mit verschiedener, zeitlicher und morphologischer Entstehungsweise.

d) Röntgenbild

Wir stellen die Diagnose eines Malignoms im Bereich der Mamma bei Erfüllung von mindestens zwei der unter dem Kapitel M 7 aufgeführten *Malignitätskriterien*, unabhängig von der Basisdiagnose. Wie schon oben ausgeführt, unterscheiden wir zwischen Kriterien klinisch-röntgenologischer und rein röntgenologischer Herkunft. Die Wertigkeit der einzelnen Kriterien ist sehr unterschiedlich und auch vom Zusammentreffen mit anderen Kriterien abhängig. Bei einiger Erfahrung kann das Zusammentreffen ganz bestimmter Kriteriengruppen schon eine Aussage über den zu erwartenden histologischen Aufbau des Mammatumors machen. Im einzelnen wird auf das entsprechende, voran besprochene Kapitel M 7 verwiesen.

e) Allgemeine Gesichtspunkte

Je mehr Kriterien im Röntgenbild nachgewiesen werden können, desto sicherer ist die Diagnose eines Mamma-Karzinoms zu stellen. Wir haben die Erfahrung gemacht, daß besonders zusätzliche Aufnahmeprojektionen die Zahl nachweisbarer Kriterien erhöhen können, insbesondere können einzelne Kriterien durch Änderung der Strahlengangsrichtung erst sichtbar gemacht werden, z. B. das *Phänomen* nach BACLESSE. Generell ist zu sagen, daß ein negatives histologisches Ergebnis nach einer durch das Röntgenbild aufgefundenen oder bestätigten Mamma-Karzinom-Diagnose eine *Röntgenkontrolluntersuchung* nach 6 Wochen zur Folge haben soll. Dieser Termin ist gewählt, um ein postoperatives Wundödem abklingen zu lassen, das röntgenologisch zu Fehldeutungen führen kann. Die erneute Kontrolle ist erforderlich, damit eine fehlende histologische Bestätigung der röntgenologisch gestellten Karzinomdiagnose nicht durch eine paratumorale PE vorgetäuscht worden ist.

Hinsichtlich der Lokalisation eines im Röntgenbild aufgefundenen Befundes mit dem Nachweis eines oder mehrerer Malignitätskriterien sind verschiedenartige Überlegungen angestellt worden. So wurden einmal stereoskopische Aufnahmen, Vergleichsaufnahmen nach der radioisometrischen Methode in verschiedenen Ebenen und anderes mehr diskutiert. Wir haben die Erfahrung gemacht, daß alle noch so präzisen Lokalisationsangaben eine *„Pseudo-Genauigkeit"* vortäuschen. Das hängt von der verschiedenen Lage des Mamma-Organes bei der Röntgenuntersuchung auf dem Op.-Tisch ab. Der Quadrantenhinweis mit ungefährer Lagebestimmung des Bezirkes nach der althergekommenen „Uhrzeigermethode" und der gleichzeitigen Angabe der Entfernung von der Mamille in Querfingerbreite soll genügen, um eine Sicherung durch eine nicht allzukleine Probeexzision herbeizuführen. Hier kommt dem Operateur zustatten, daß je von der Schnittführung her der Tumorknoten dann im allgemeinen durch den tastenden Finger bestimmt werden kann, wenn er auch vorher bei der klinischen Untersuchung durch Inspektion und Palpation nicht nachweisbar war. (*Erfahrungsregel:* Ein sich von der Umgebung abhebender und damit tastbarer Bezirk muß in seinem Durchmesser mindestens die Hälfte an cm aufweisen, wie seine Entfernung in cm von der Haut beträgt).

M 9-: Verkalkungsformen

Bei der Besprechung der einzelnen Basisdiagnosen sind schon die möglichen *Verkalkungsformen* im einzelnen besprochen worden. Wenn sie hier noch einmal gesondert in unserem Schema herausgestellt werden, so liegt das einmal daran, daß früher — bedingt durch die physikalischen und filmtechnischen Voraussetzungen — jedwede Verkalkungsform im Mammagewebe als tumorverdächtig angesehen worden ist, andererseits das jetzt weitaus bessere Auflösungsvermögen im Röntgenbild anhand der Form, Lage und Verteilung der Verkalkungen zur Identifizierung der nachweisbaren Gewebsstrukturen beitragen kann. In besonderem Maße gilt dies für die Verkalkungsformen, die wir als *pathognomisch* für ein Karzinom ansehen müssen. Es handelt sich in diesem Falle um sehr feine, häufig nur mit der Lupe auffindbar, scharf gezeichnete, kristalline Kalkschatten, die häufig konzentrisch und innerhalb einer abgrenzbaren Verdichtung nachgewiesen werden können. Sie lassen sich etwa in 30 % aller im Röntgenbild diagnostizierten Mamma-Karzinome auffinden, in Einzelfällen sind sie auch unmittelbar in den, den Tumorschatten umgebenden Aufhellungssaum eingestreut.

Lassen sich solche, gelegentlich geringförmige gröbere Kalkschatten *perlschnurartig* bis *pferdeschweifähnlich* in einer oder mehreren Ebenen nachweisen, so handelt es sich in der Regel um intraduktale Verkalkungen, die einem Milchgangspapillom wie auch einem Milchgangs-Karzinom (Comedo-Ca) in gleicher Weise zu eigen ist. Eine Unterscheidung zwischen den beiden Proliferationstypen ist aufgrund der Verkalkungsform und der Lage nicht möglich. Lediglich die Verteilung in eine diffuse, die gesamte Mamma oder beide Mammae durchsetzende schweifähnliche Verkalkung spricht bedingt eher für eine benigne Proliferation, die mehr segmentgebundene, möglicherweise auch mit dem klinischen Symptom einer blutigen Sekretion einhergehende, perlschnurartige Form eher für die maligne Proliferationsform.

Strichförmige, in manchen Ebenen auch *gewehrgeschoßähnliche Verkalkungsformen* entsprechen ebenfalls intraduktalen Verkalkungen, die jedoch als Retentionsverkalkungen anzusehen sind. Grobschollige Verkalkungen von punkt- bis vieleckförmigen Formen sind vieldeutig, sie entsprechen in der Regel regressiven Veränderungen sowohl zystischen Inhalts als auch Retentionen im Bereich erweiterter Ausführungsgänge. Sie sind auch nicht selten als Folgezustände einer früheren Probeexzision anzusehen aufgrund einer Gewebsnekrose mit anschließender Kalzifikation. In gleicher Weise können sie auch einer lokal bedingten, traumaunabhängigen Gewebsnekrose mit anschließender Verkalkung entsprechen, wie wir sie im 6. und 7. Decenium nicht selten antreffen. Nestförmig angeordnete, grobschollige Verkalkungen lassen sich häufig innerhalb einer abgrenzbaren Verdichtung als eine für ein Fibroadenom typische Verkalkung auffinden.

Kommaförmige Verkalkungen unterschiedlicher Größe sind häufig Ausdruck für eine umschriebene Zystenwandteilverkalkung, nicht selten sind zirkuläre, kalkdichte Figuren als komplette Zystenwandverkalkung anzusprechen.

Eine weitere, im hohen Alter nicht selten anzutreffende Verkalkungsform ist die *bandförmig, geänderte Verkalkung*, die schon aufgrund ihres Verlaufes sich als eine typische Mediaverkalkung einzelner Gefäßabschnitte innerhalb der Mamma zu erkennen gibt. Wir haben schon Verkalkungen von solcher Gleichmäßigkeit aufgefunden, die zurecht die Bezeichnung eines schon in anderen Organabschnitten bekannten, sogenannten „Gänsegurgelgefäßes" verdienen.

Aus dem oben angeführten ist leicht verständlich, daß die Lage, Form und Verteilung der aufgefundenen Verkalkungsform eine Erleichterung in der Beurteilung unterschiedlicher Gewebsabschnitte darstellt.

IV. Bild-Teil

Typische Mammographien

M 0 Abb. 1 bis 4:

Diagnose:

Die senile Involutionsmamma.
The atrophic breast. / Le sein clair.

Kriterien:

a) Fettgewebe — Corpus adiposum.
   The adipose tissue. / Le tissu adipeux.

b) Fasergewebe — Corpus fibrosum.
   The fibrous tissue of the trabeculae. / Le dessin trabéculaire.

c) Hautvenen.
   The superficial veins. / Le lacis veineux.

64jährige Pat.

Röntgenaufnahmen der rechten und linken Brust in kraniokaudalem und mediolateralem Strahlengang.

The films of the right and left breast in cephalocaudad and mediolateral projection. / Le radiographie du sein droit et gauche dans l'incidence cranio-podale et de profil.

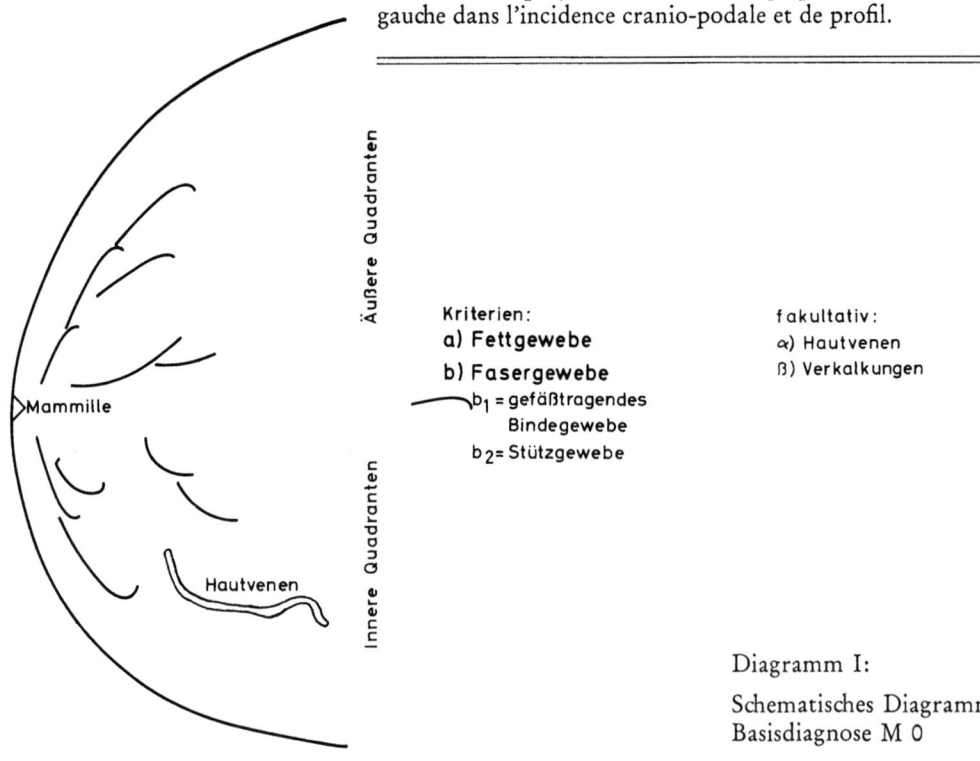

Diagramm I:

Schematisches Diagramm zur Basisdiagnose M 0

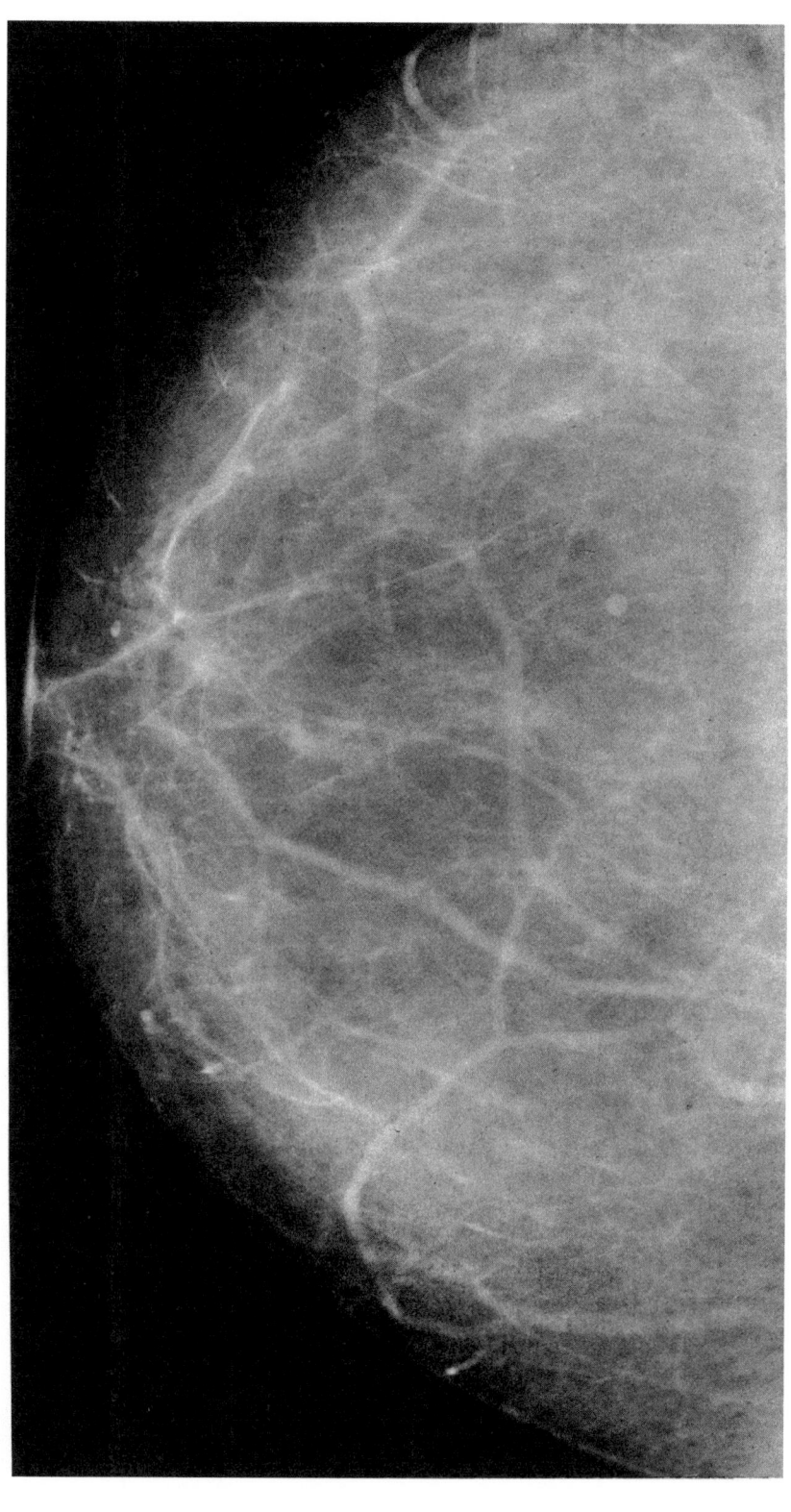

M 0
Abb. 1

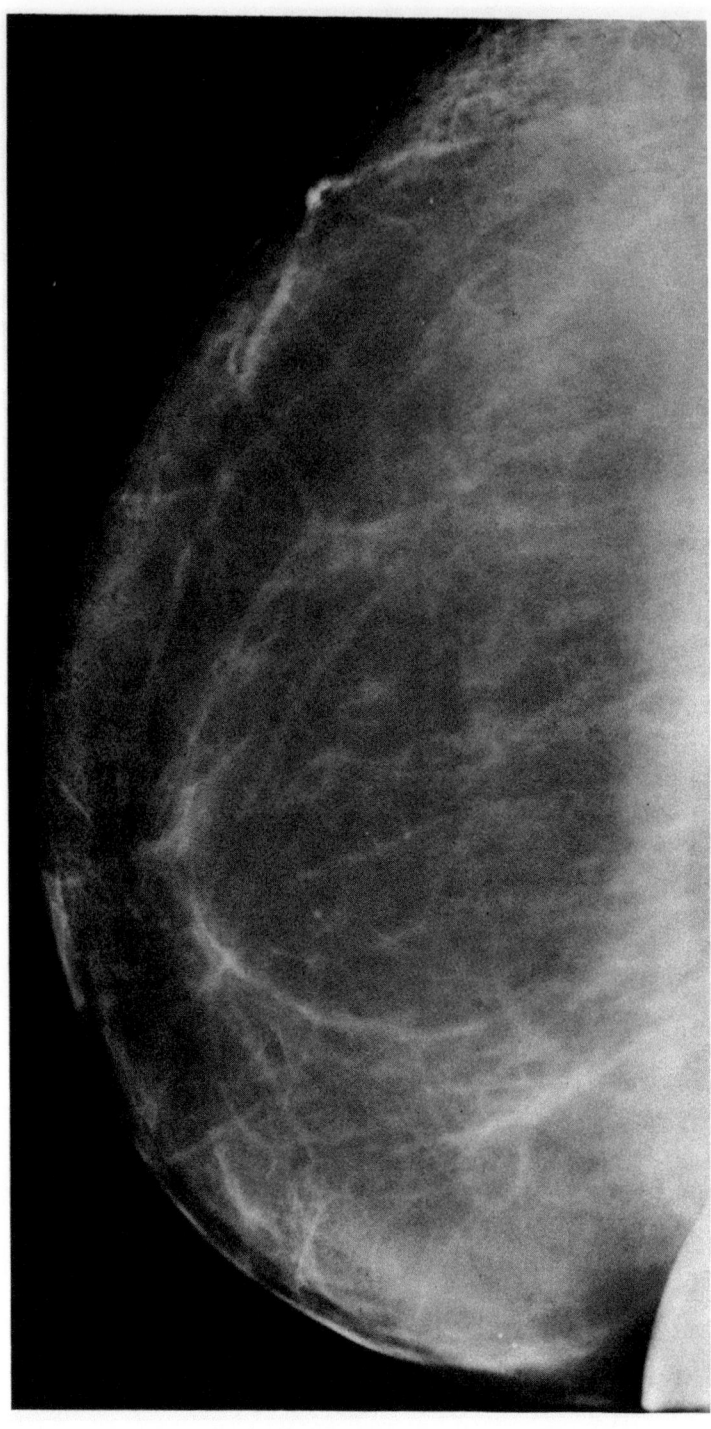

M 0
Abb. 2

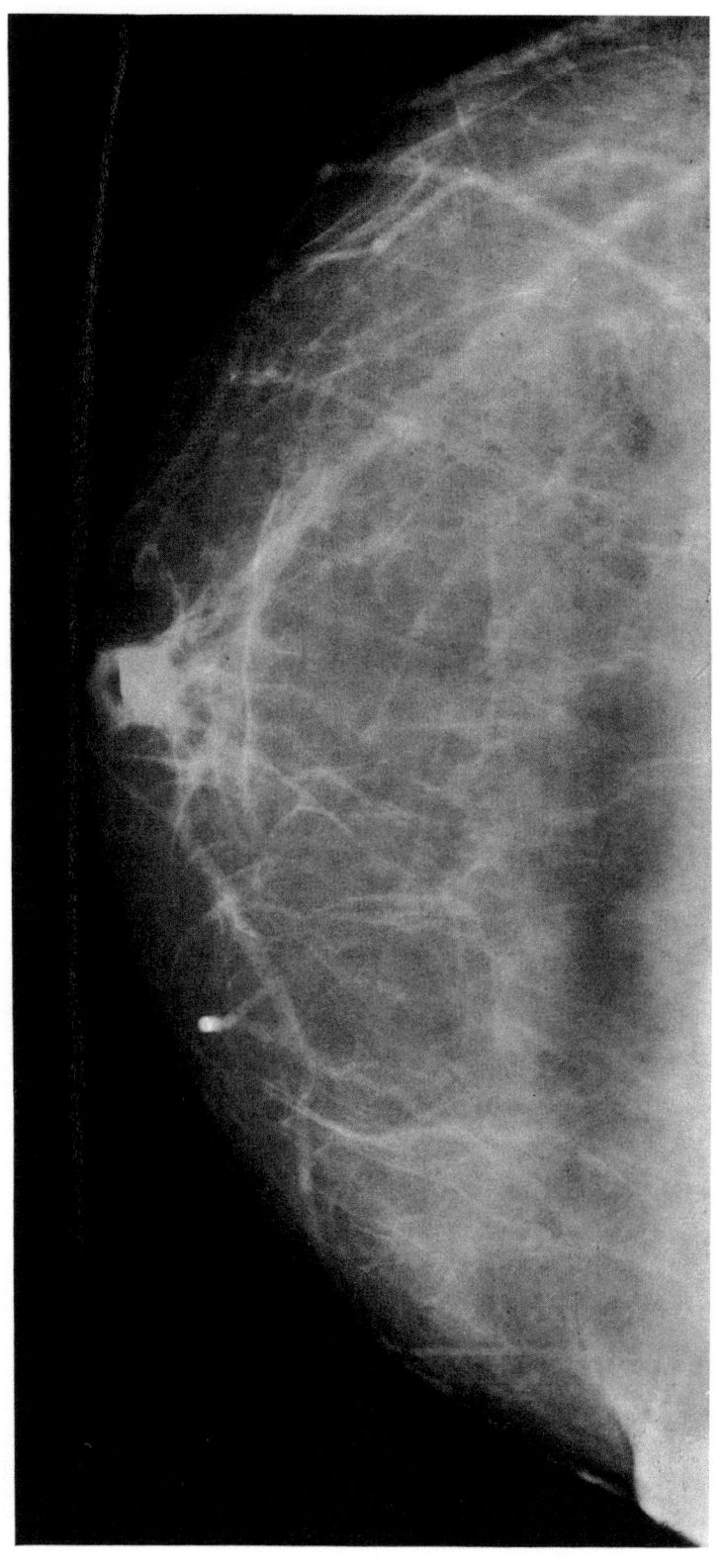

M 0
Abb. 3

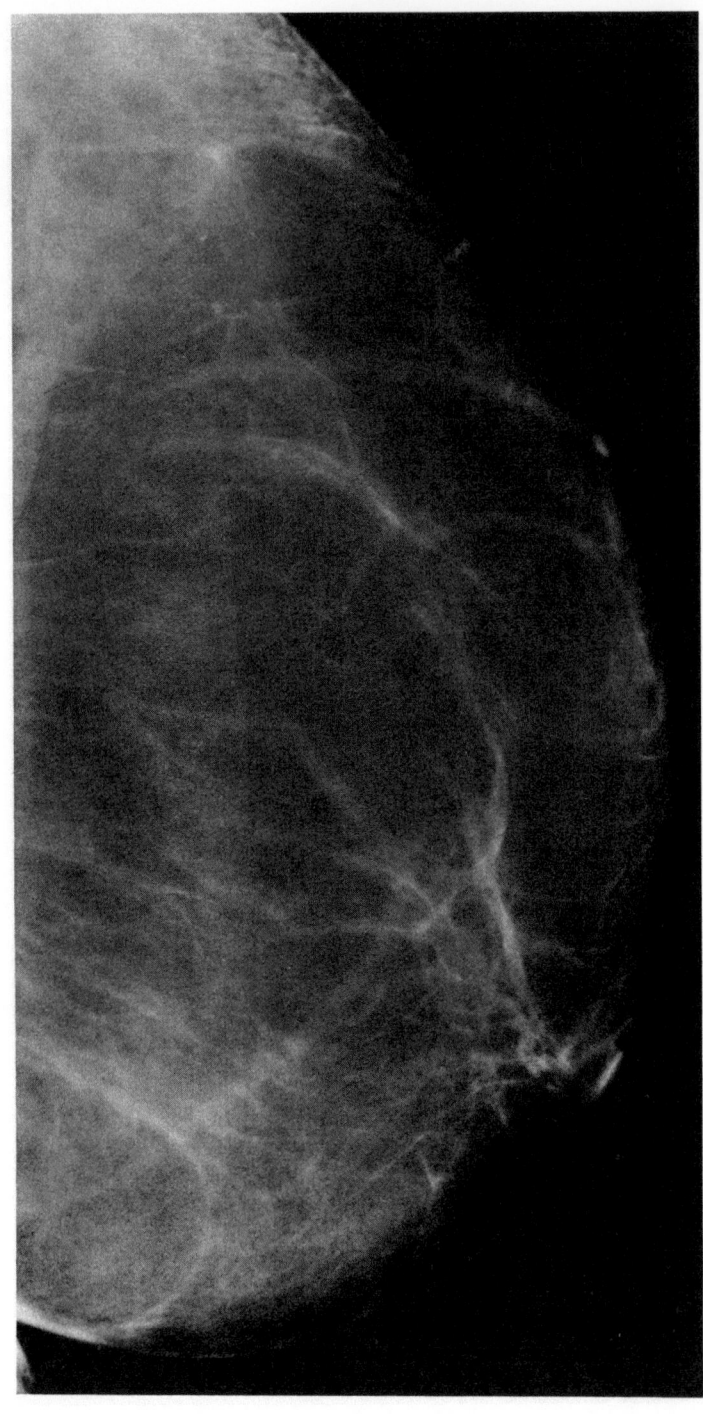

M 0
Abb. 4

M 0   Abb. 5 und 6:

Diagnose:

Die senile Involutionsmamma.
The atrophic breast. / Le sein clair.

Kriterien:

a) Fettgewebe — Corpus adiposum.
   The adipose tissue. / Le tissu adipeux.

b) Fasergewebe — Corpus fibrosum.
   The fibrous tissue of the trabeculae. / Le dessin trabéculaire.

58jährige Pat.

Röntgenaufnahmen der rechten Brust in mediolateralem Strahlengang, versetzt aufgenommen aus Gründen des großen Mamma-Organs.
The films of the right breast in mediolateral projection. / Le radiographie d'un sein droit dans l'incidence de profil en deux exposition à cause de la grosseur.

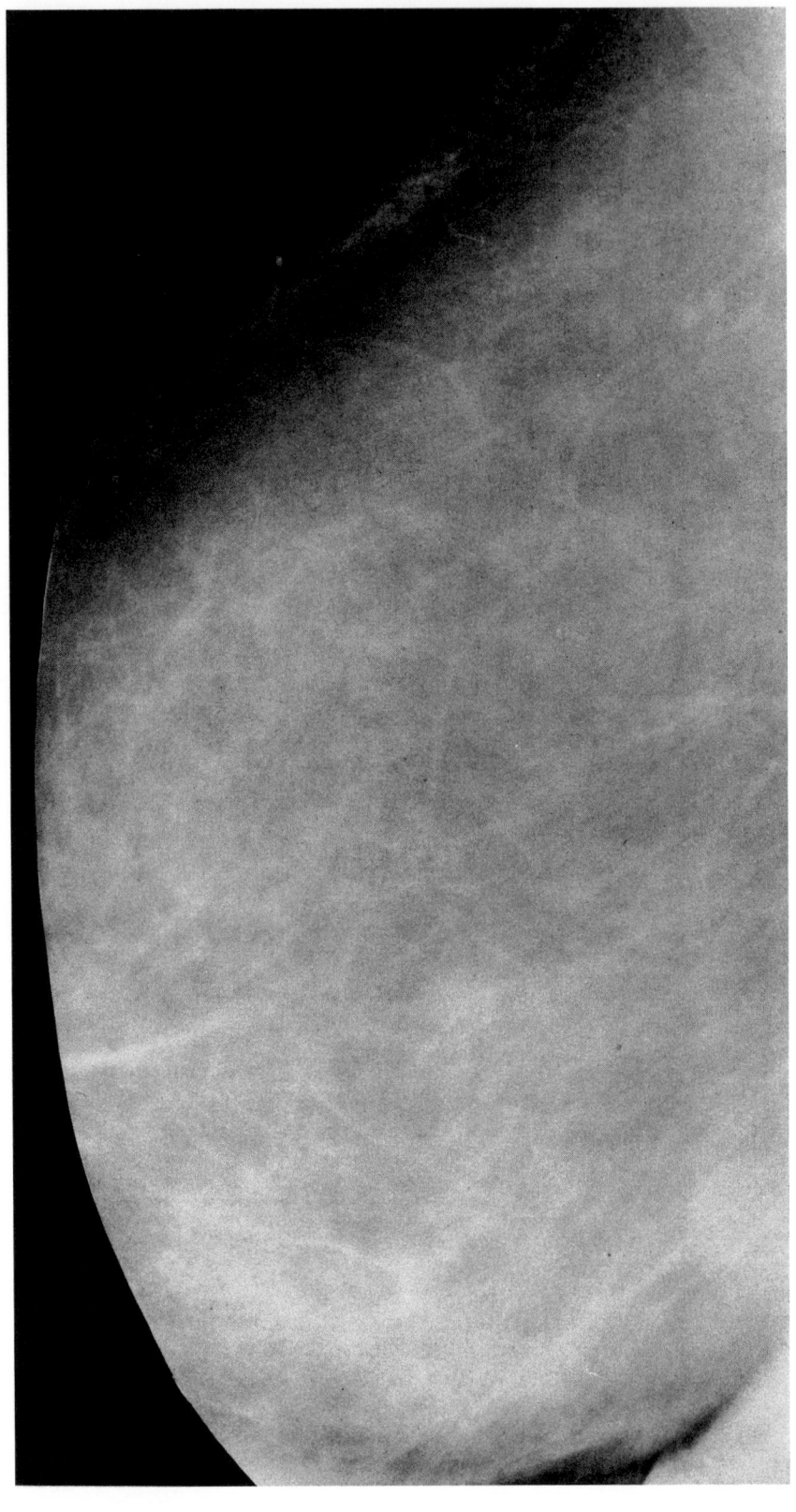

Abb. 5

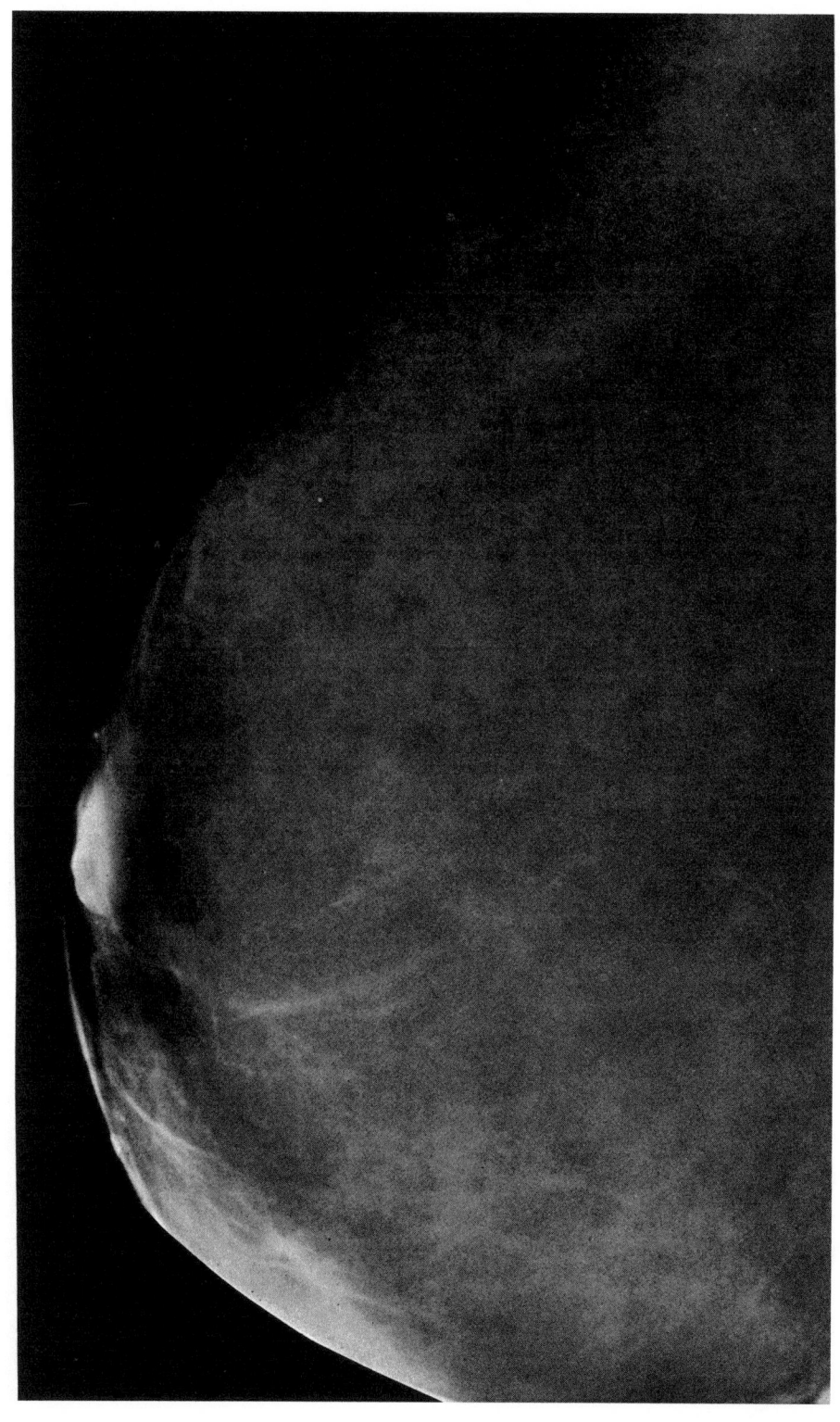

M 0
Abb. 6

M 1   Abb. 7 und 8:

Diagnose:

Die fibröse Involution.
The fibrous involutional breast. / Le sein trabéculaire.

Kriterien:

a) Fettgewebe — Corpus adiposum.
   The adipose tissue. / Le tissu adipeux.

b) Fasergewebe — Corpus fibrosum.
   The fibrous tissue of the trabeculae. / Le dessin trabéculaire.

c) Fibrom.
   The fibrom. / La fibrome.

d) Fibronisierung des Drüsengewebes.
   The involutional fibrous of the glandular breast. / La transformation fibreuse de la glande.

61jährige Pat.

Röntgenaufnahmen der rechten und linken Brust in mediolateralem Strahlengang.

The films of the right and left breast in mediolateral projection. / Les clichés du sein droit et gauche dans l'incidence de profil.

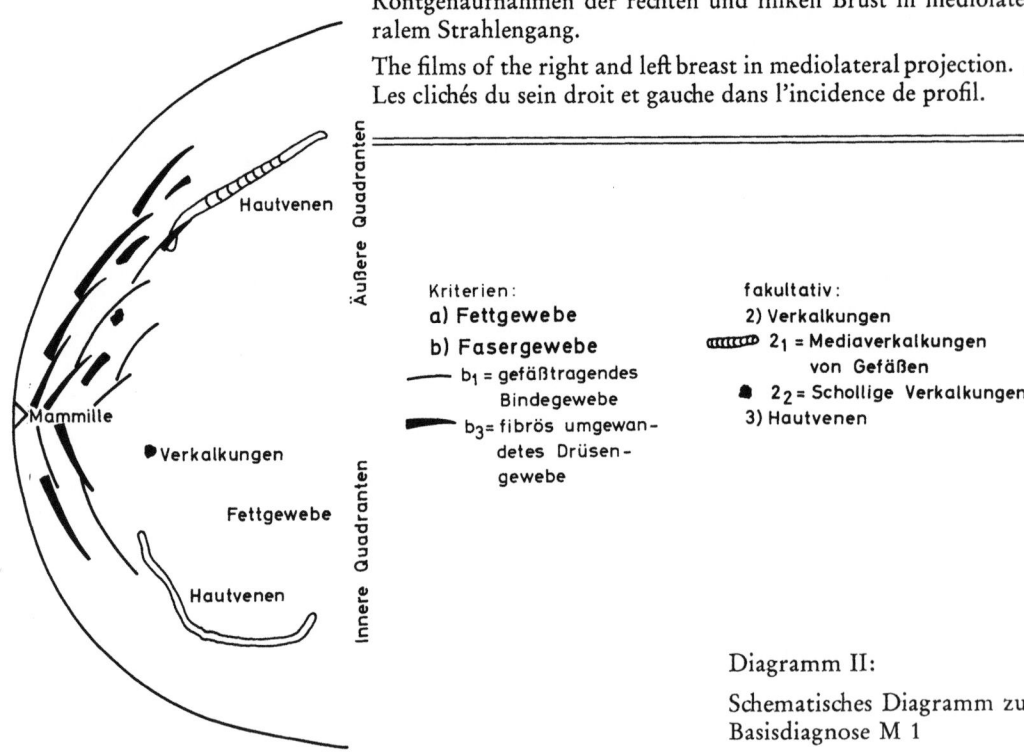

Diagramm II:
Schematisches Diagramm zur Basisdiagnose M 1

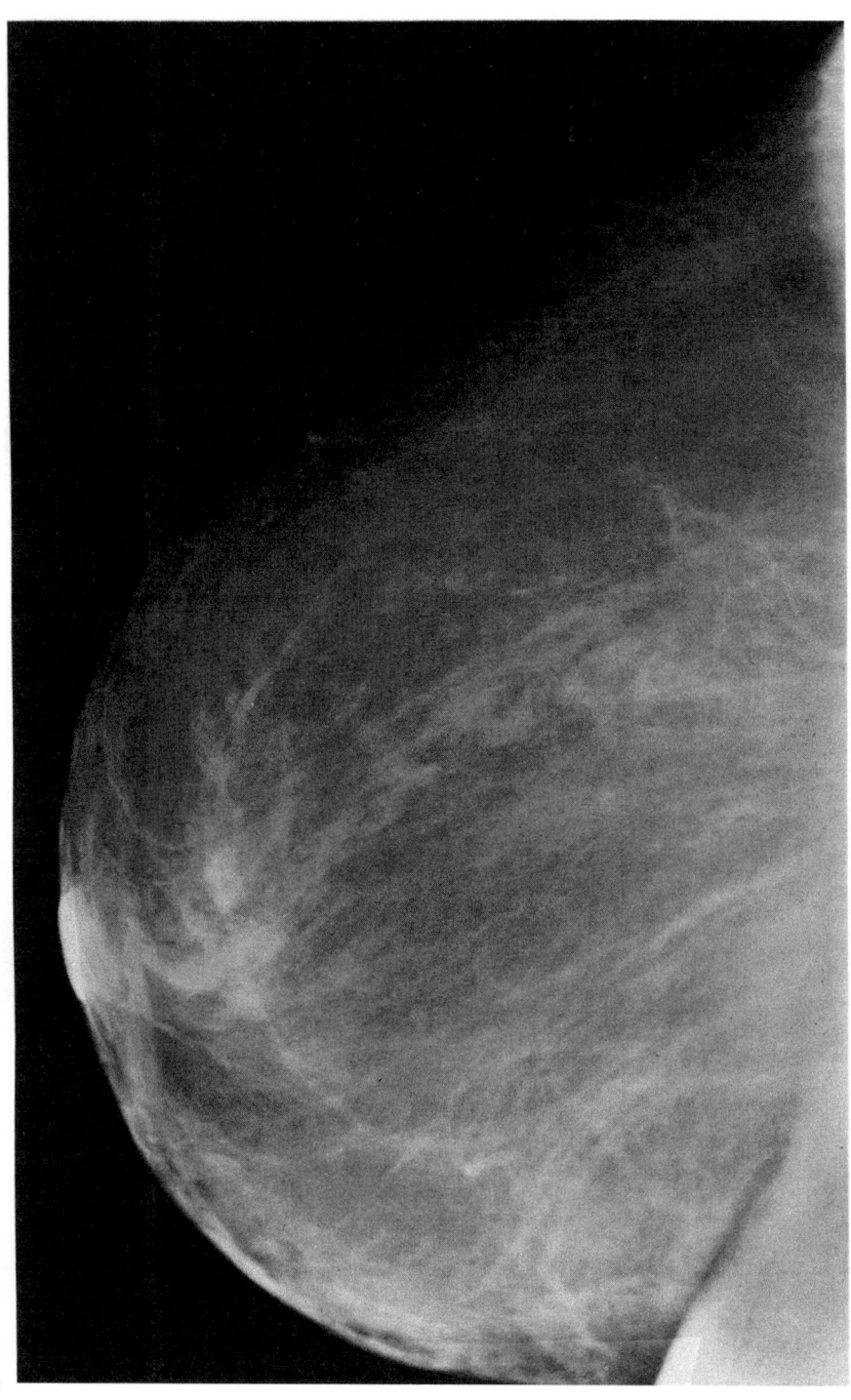

M 1
Abb. 7

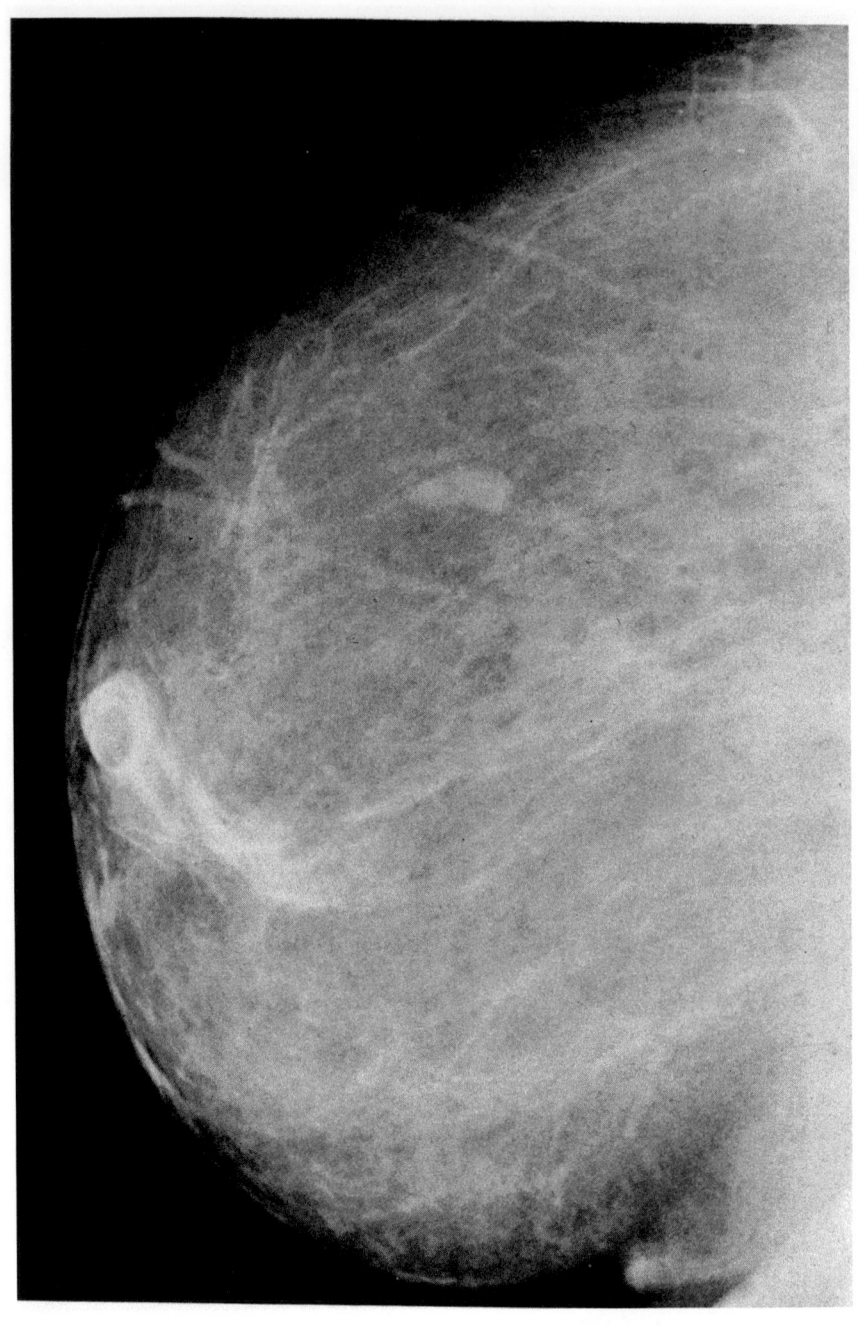

M 1
Abb. 8

M 1 Abb. 9 und 10:

Diagnose:

Die fibröse Involution.
The fibrous involutional breast. / Le sein trabéculaire.

Kriterien:

a) Fettgewebe — Corpus adiposum.
   The adipose tissue. / Le tissu adipeux.

b) Fasergewebe — Corpus fibrosum.
   The fibrous tissue of the trabeculae. / Le dessin trabéculaire.

c) Hautvenen.
   The superficial veins. / Le lacis veineux.

d) Fibronisierung des Drüsengewebes.
   The involutional fibrous of the glandular tissue. / La transformation fibreuse de la glande.

e) Punktförmige Verkalkung — Retentionsverkalkung.
   Plaque-like calcification. / Calcification de sécrétion stagnante.

59jährige Pat.

Röntgenaufnahmen der linken Brust in kraniokaudalem und mediolateralem Strahlengang.
The films of the left breast in cephalocaudad and mediolateral projection. / La radiographie du sein gauche dans l'incidence cranio-podale et de profil.

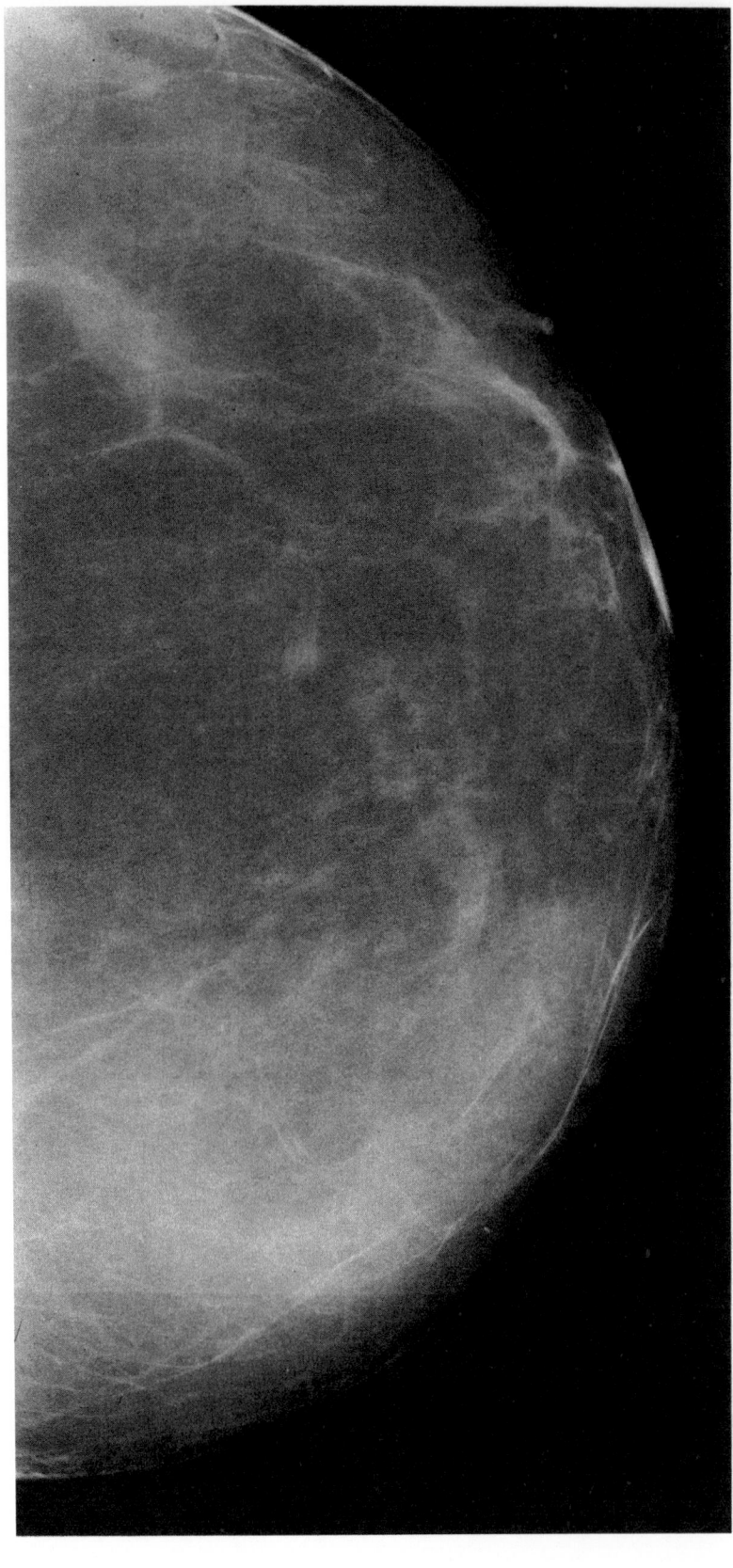

M 1
Abb. 9

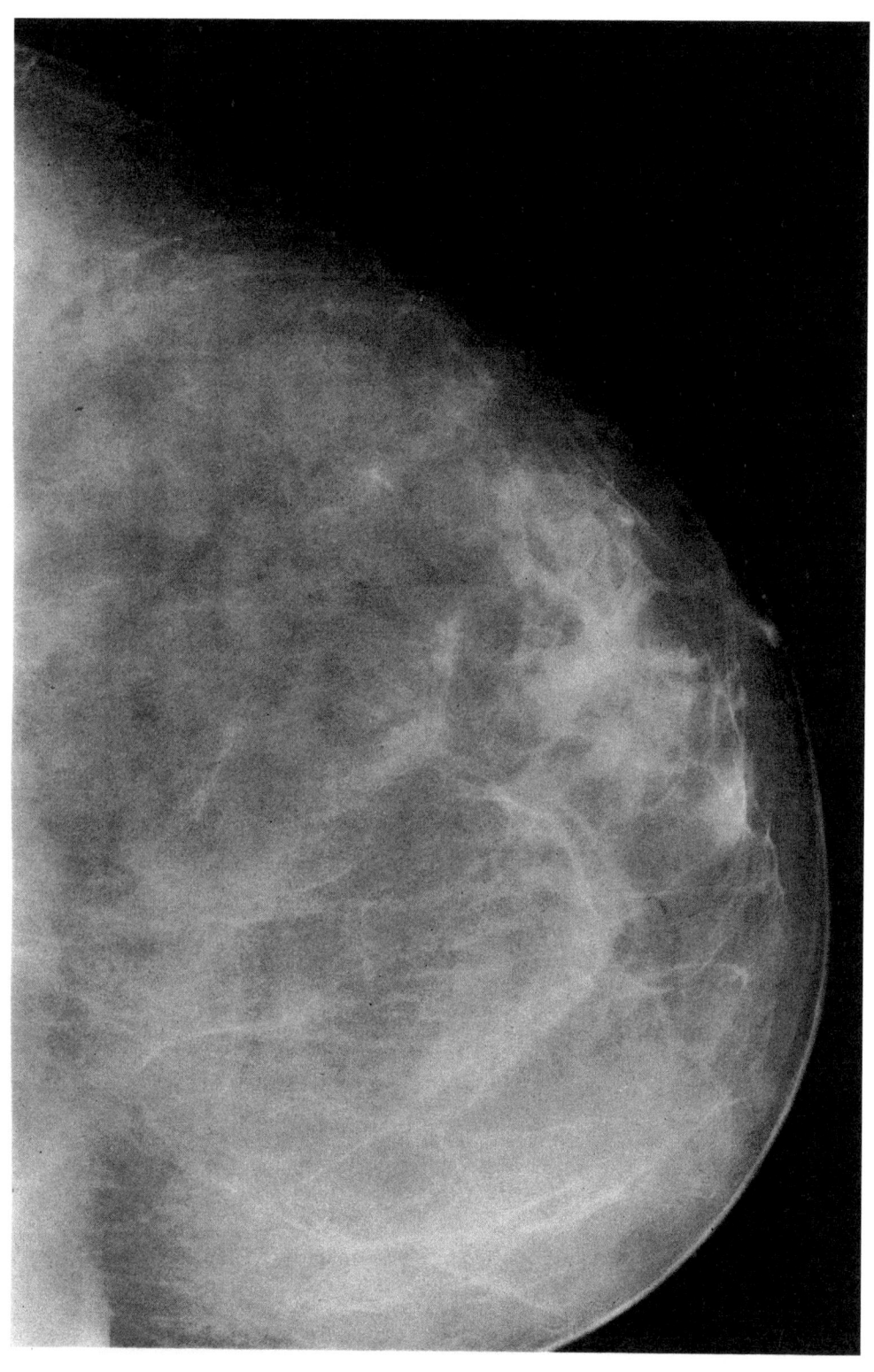

M 1
Abb. 10

M 2 Abb. 11 und 12:

Diagnose:

Die adulte, zyklusgerechte Mamma.

The normal, glandular breast. / Le sein normal de saison cyclique.

Kriterien:

a) Fettgewebe — Corpus adiposum.
   The adipose tissue. / Le tissu adipeux.

b) Drüsengewebe — Corpus adenosum.
   The glandular tissue. / Le tissu glandulaire.

c) Fasergewebe — Corpus fibrosum.
   The fibrous tissu of the trabeculae. / Le dessin trabéculaire.

d) *Cooper'* Ligament.

32jährige Pat.

Röntgenaufnahmen der linken Brust in kraniokaudalem und mediolateralem Strahlengang.

The films of the left breast in cephalocaudad and mediolateral projection. / La radiographie du sein gauche dans l'incidence cranio-podale et de profil.

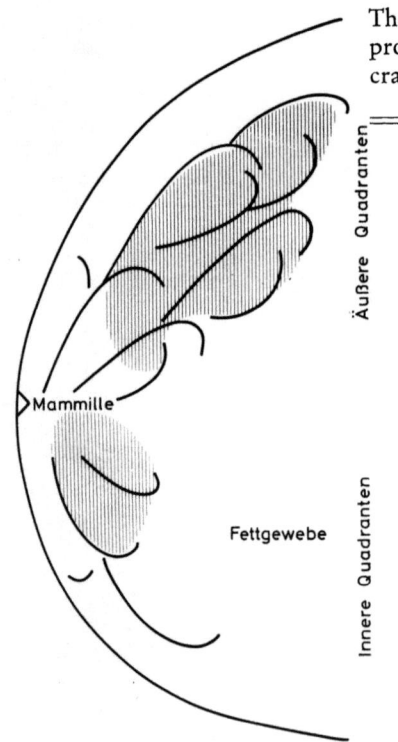

Kriterien:
a) Fettgewebe
b) Fasergewebe
   b₁ = gefäßtragendes Bindegewebe
c) Drüsengewebe

Diagramm III:
Schematisches Diagramm zur Basisdiagnose M 2

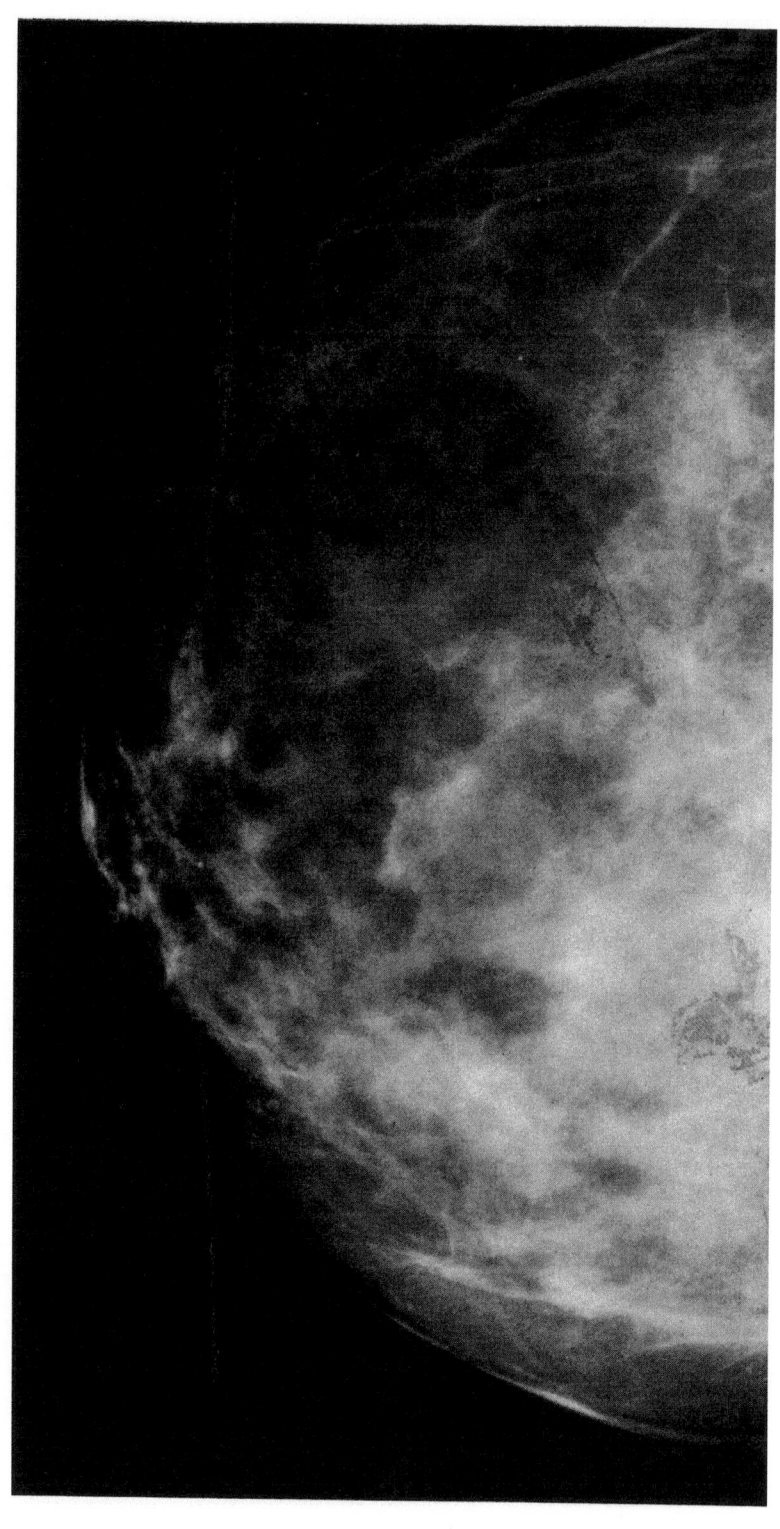

M 2
Abb. 11

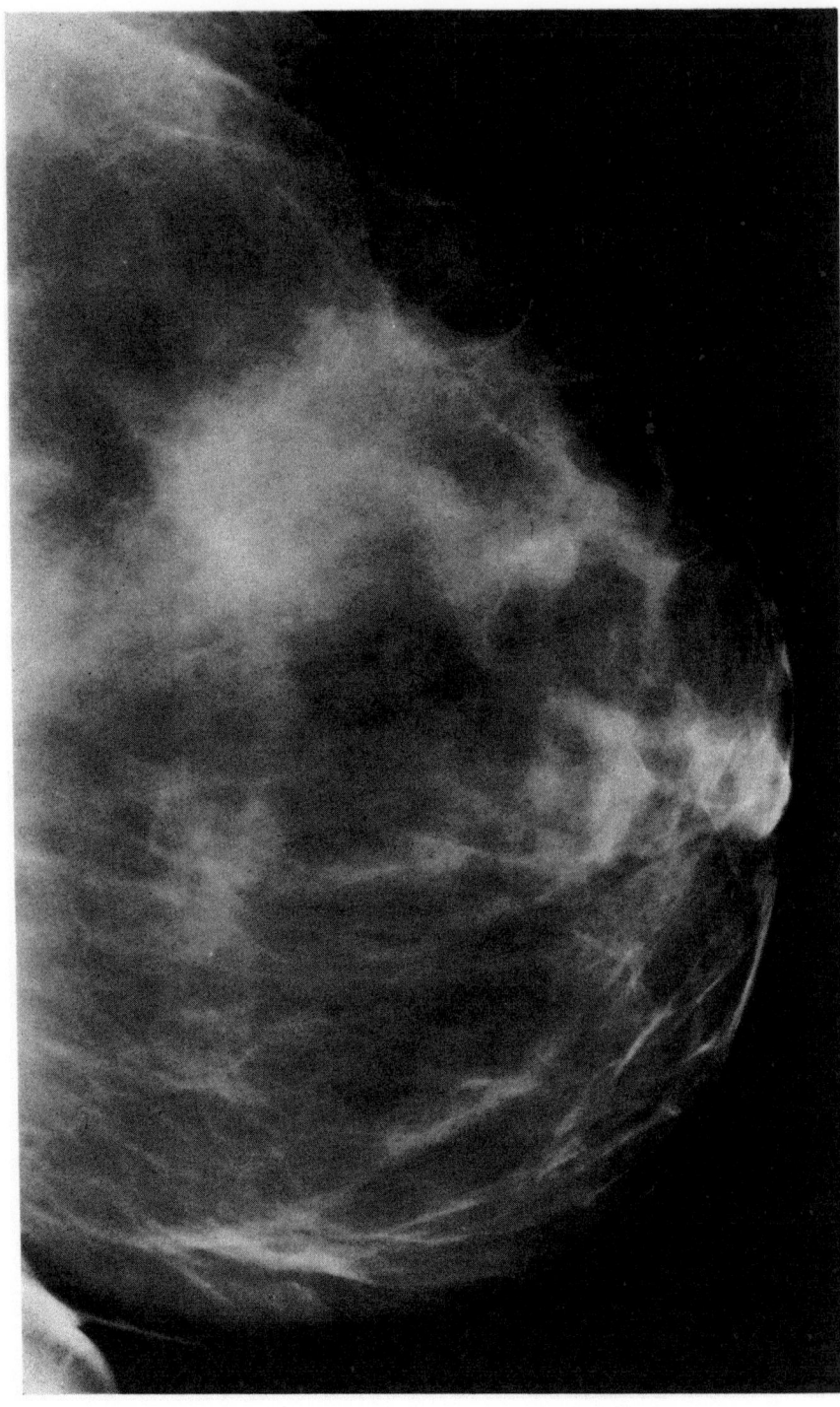

M 2
Abb. 12

M 2   Abb. 13 und 14:

Diagnose:

Die adulte, zyklusgerechte Mamma.

The normal, glandular breast. / Le sein normal de saison cyclique.

Kriterien:

a) Fettgewebe — Corpus adiposum.
   The adipose tissue. / Le tissu adipeux.

b) Fasergewebe — Corpus fibrosum.
   The fibrous tissue of the trabeculae. / Le dessin trabéculaire.

c) Drüsengewebe — Corpus adenosum.
   The glandular tissue. / Le tissu glandulaire.

29jährige Pat.

Röntgenaufnahmen der rechten Brust in kraniokaudalem und mediolateralem Strahlengang.

The films of the right breast in cephalocaudad an mediolateral projection. / La radiographie du sein droit dans l'incidence cranio-podale et de profil.

66

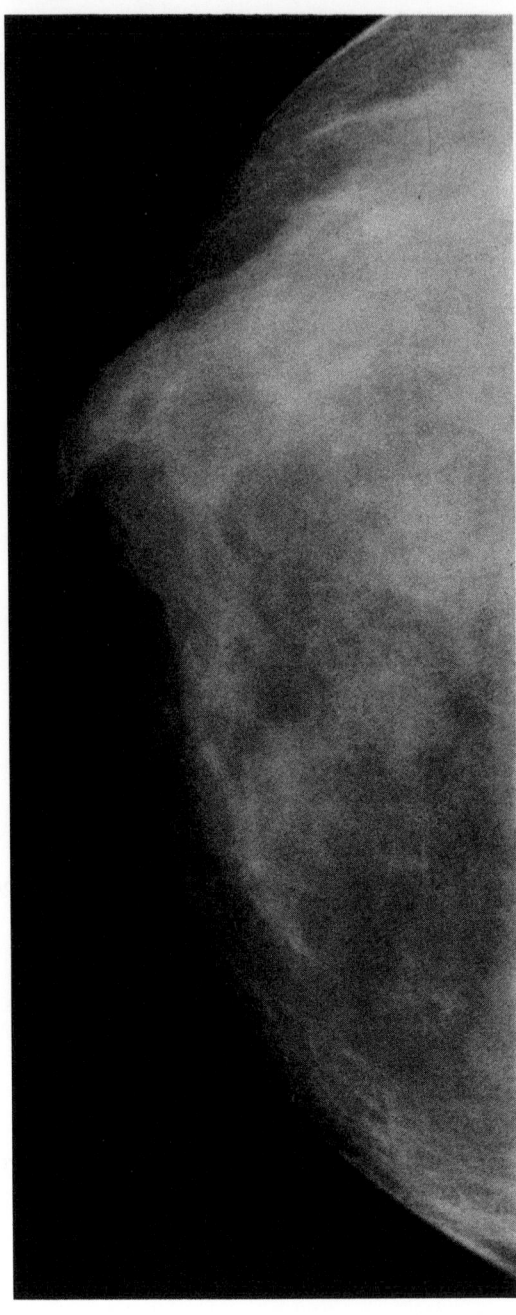

M 2
Abb. 13

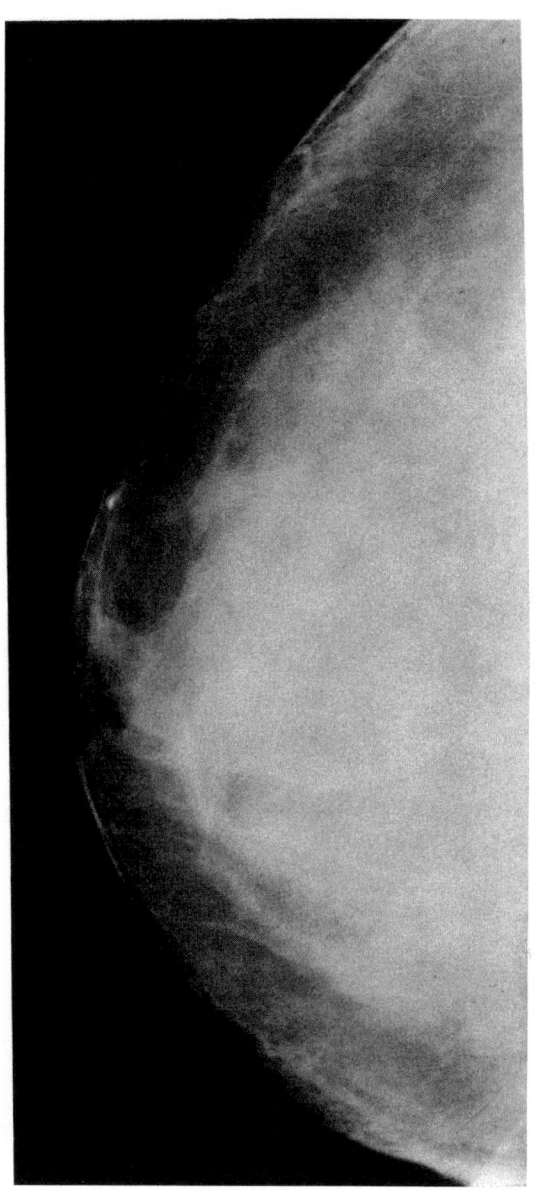

M 2
Abb. 14

M 3 Abb. 15 und 16:

Diagnose:

Hypertrophie (Adolescente Mamma) und
Hyperplasie (Dysplasieform der Mamma).

1. Schwangerschafts-Hypertrophie (Mens VI bis VII).

   The immature breast and the proliferation glandular of the breast. / Le développement pubéral du sein et la transformation glandulaire dysplastique.

1. The breast in pregnancy (Mens VI bis VII). / Le sein dans la période puerpérale.

Kriterien:

a) Fettgewebe — Corpus adiposum.
   The adipose tissue. / Le tissu adipeux.

b) Fasergewebe — Corpus fibrosum.
   The fibrous tissue of the trabeculae. / Le tissu fibreux.

c) Drüsengewebe — Corpus adenosum.
   The glandular tissue. / Le tissu glandulaire.

21- und 27jährige Pat.

Röntgenaufnahme der rechten und linken Brust in mediolateralem Strahlengang.
The films of the right and left breast in mediolateral projection. / La radiographie du sein droit et gauche dans l'incidence de profil.

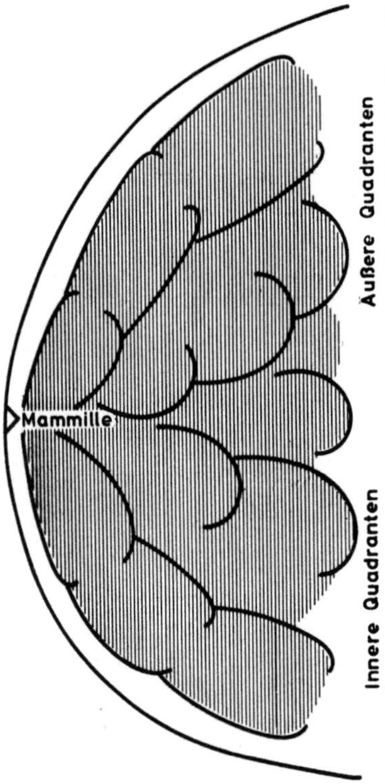

Kriterien:
b) **Fasergewebe**
  b₁ = gefäßtragendes Bindegewebe
c) **Drüsengewebe**

fakultativ:
1) Fettgewebe

Diagramm IV:

Schematisches Diagramm zur Basisdiagnose M 3

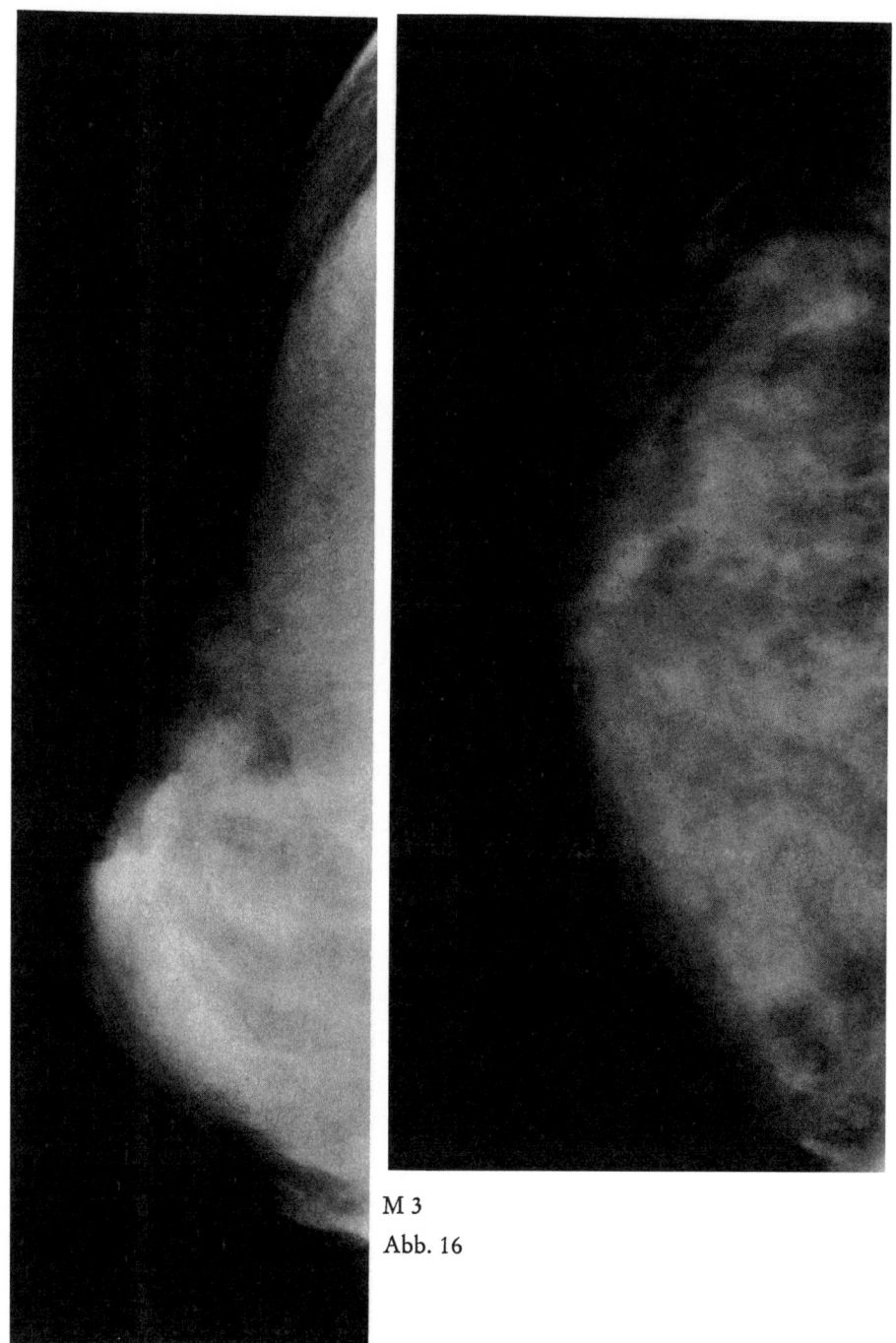

M 3
Abb. 16

M 3
Abb. 15

M 3   Abb. 17 und 18:

Diagnose:

Hypertrophie (Adoleszente Mamma) und
Hyperplasie (Dysplasieform der Mamma).

2. Hypertrophie.
   The immature breast and the proliferation glandular of the breast. / Le développement pubéral du sein et la transformation glandulaire dysplastique.

2. The immature breast. / Le développement pubéral.

Kriterien:

a) Fettgewebe — Corpus adiposum.
   The adipose tissue. / Le tissu adipeux.

b) Fasergewebe — Corpus fibrosum.
   The fibrous tissue of the trabeculae. / Le tissu fibreux.

c) Drüsengewebe — Corpus adenosum.
   The glandular tissue. / Le tissu glandulaire.

16- und 20jährige Pat.

Röntgenaufnahme der linken Brust in kraniokaudalem und der rechten Brust in mediolateralem Strahlengang.

The film of the left breast in cephalocaudad projection and of the right breast in mediolateral projection.

Les clichés du sein gauche dans l'incidence craniopodale et du sein gauche de profil.

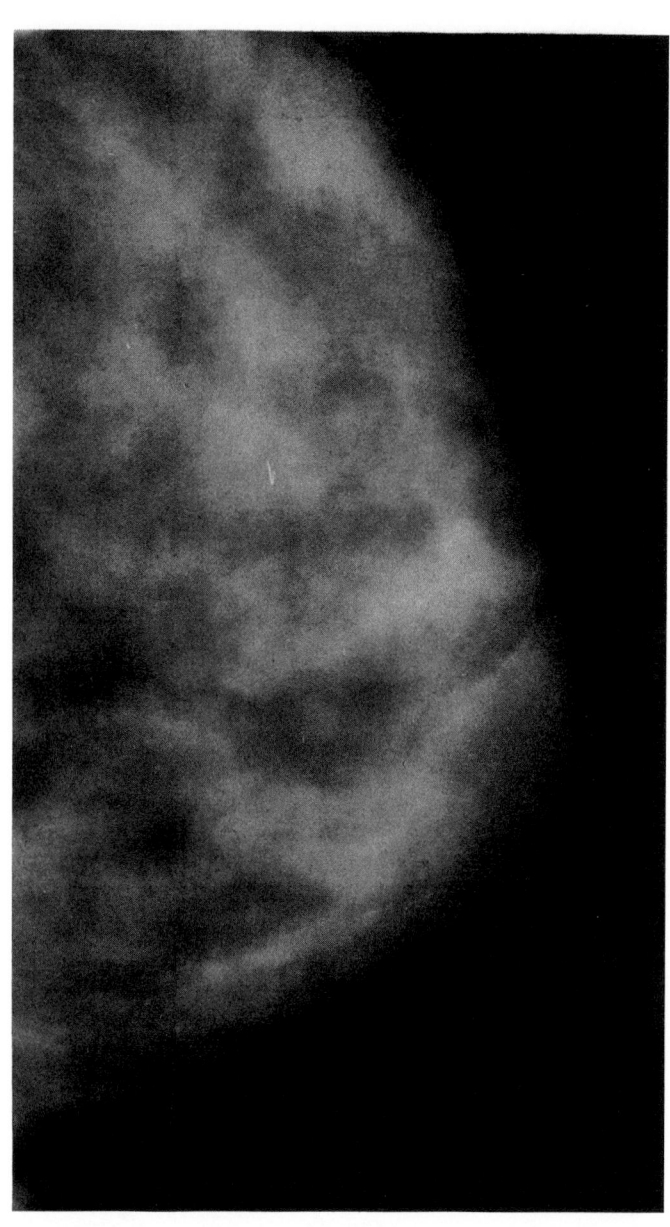

M 3
Abb. 17

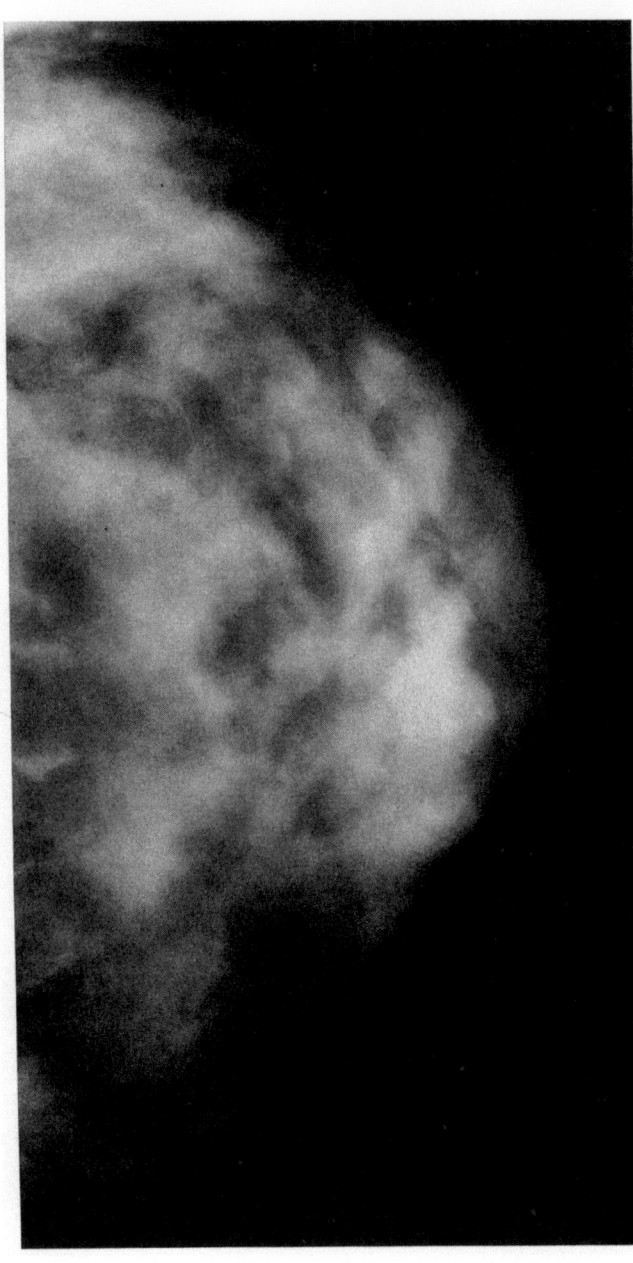

M 3
Abb. 18

M 3   Abb. 19 und 20:

Diagnose:

Hypertrophie (Adolescente Mamma) und
Hyperplasie (Dysplasieform der Mamma).

3. Hyperplasie.

The immature breast and the proliferation glandular of the breast. / Le développement pubéral du sein et la transformation glandulaire dysplastique.

3. The proliferation. / La transformation glandulaire.

Kriterien:

a) Fettgewebe — Corpus adiposum.

The adipose tissue. / Le tissu adipeux.

b) Fasergewebe — Corpus fibrosum.

The fibrous tissue of the trabeculae. / Le tissu fibreux.

c) Drüsengewebe — Corpus adenosum.

The glandular tissue. / Le tissu glandulaire.

d) M. pectoralis.

24jährige Pat.

Röntgenaufnahmen der linken Brust in kraniokaudalem und mediolateralem Strahlengang.

The films of the left breast in cephalocaudad and mediolateral projection. / Les clichés du sein gauche dans l'incidence craniopodale et de profil.

74

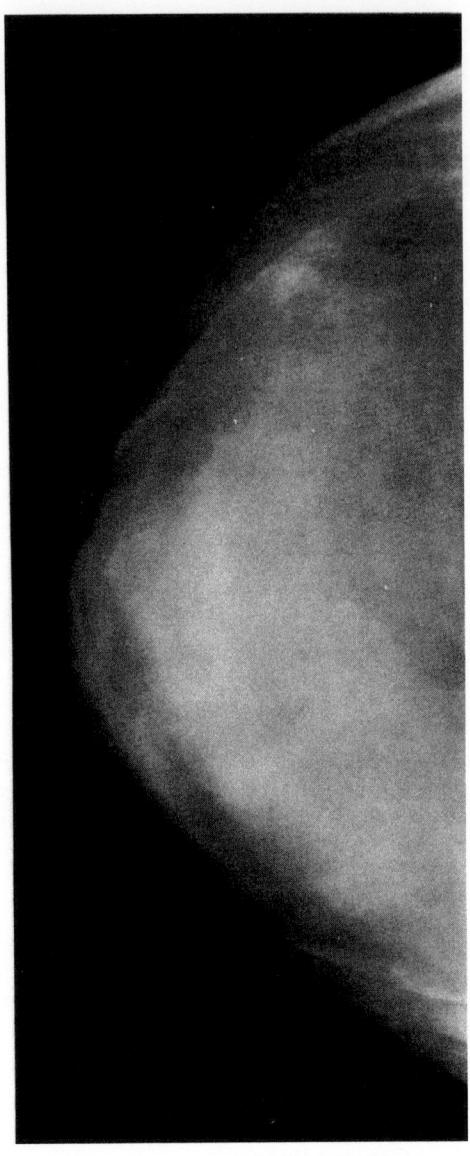

M 3
Abb. 19

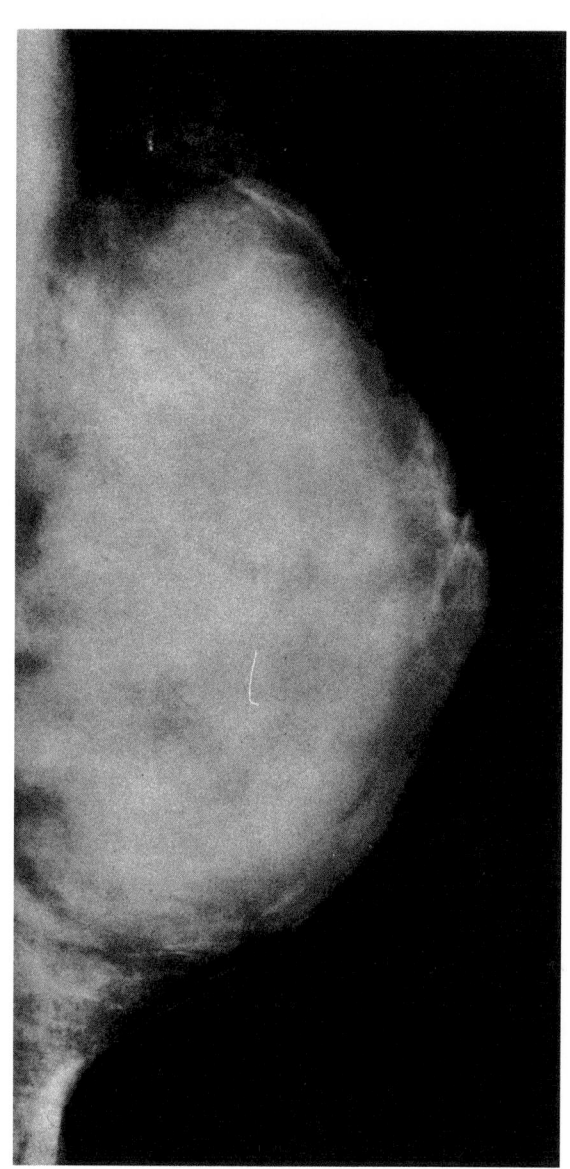

M 3
Abb. 20

M 3 — M 4 Abb. 21 und 22:

Diagnose:

Asymmetrische Dysplasie.

The asymmetrical proliferation. / La dystrophie asymétrique du sein.

Linke Mamma: Fibroplastische Mastopathie.
Rechte Mamma: Hyperplastische Dysplasie.

The left breast: Mazoplasia fibrosa. / Le sein gauche: La dystrophie fibroparenchymateuse.

The right breast: The proliferation. / Le sein droit: La transformation glandulaire.

Kriterien:

a) Hyperplasie des Drüsengewebes.

The proliferation of the glandular tissue. / Le hypertrophie du tissu glandulaire.

b) Dysplastisches Drüsengewebe.

The hyperplastic proliferation of the epithelial and pericanalicular cells. / Les hyperplasies épithéliales et mésenchymateuses.

31jährige Pat.

Röntgenaufnahmen der linken und rechten Brust in kraniokaudalem Strahlengang.

The films of the left and right breast in cephalocaudad projection. / La radiographie du sein gauche et droit dans l'incidence craniopodale.

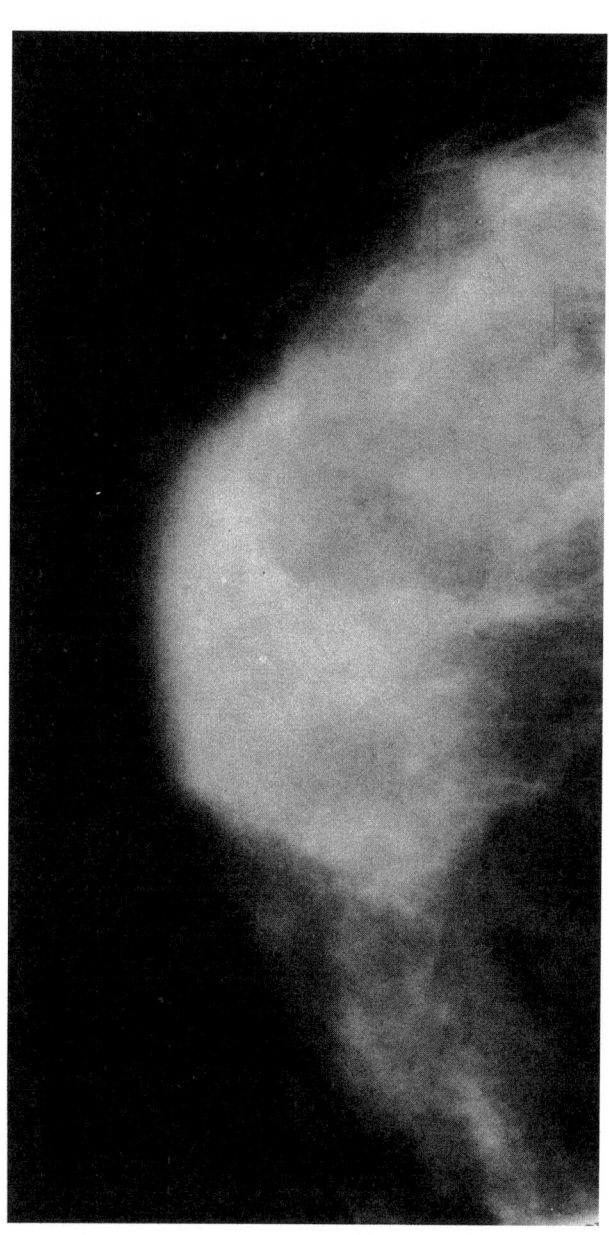

M 3 / M 4
Abb. 21

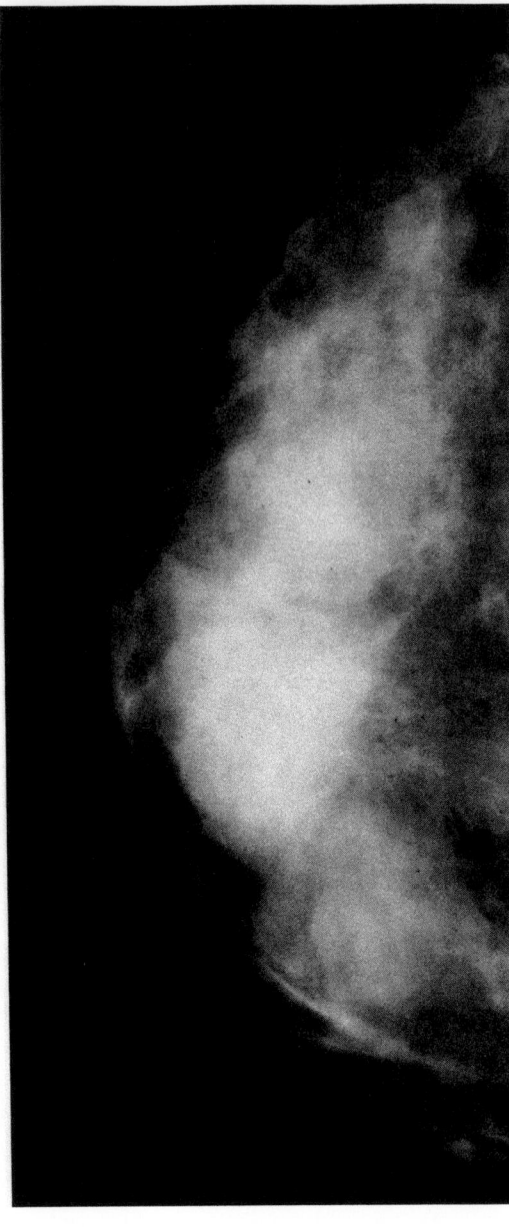

M 3 / M 4 — 2
Abb. 22

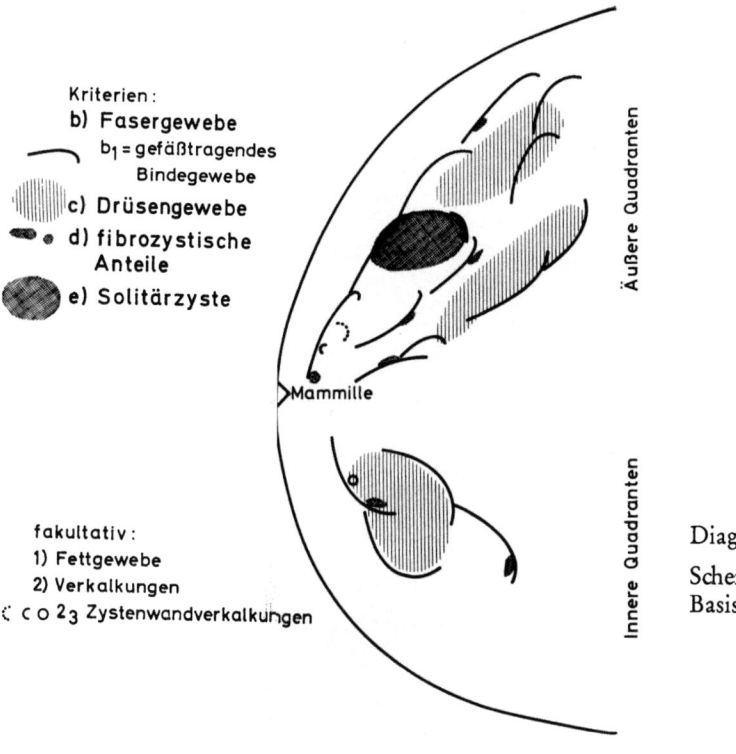

Diagramm V:

Schematisches Diagramm zur Basisdiagnose M 4 — 1

M 4 — 1 Abb. 23 und 24:

Diagnose:

Fibrozystische Mastopathie und Solitärzysten.

Mazoplasia cystica; and solitary cysts. / La dystrophie fibrokystique et des kystes solitaires.

Kriterien:

a) Fibrozystische Gewebsanteile.

   The layer of the fibrocysts. / Le tissu de la dystrophie fibrokystique.

b) Solitärzysten.

   The solitary cysts. / Des kystes solitaires.

34jährige Pat.

Röntgenaufnahmen der linken Brust in kraniokaudalem und mediolateralem Strahlengang.

The films of the left breast in cephalocaudad and mediolateral projection. / La radiographie du sein gauche dans l'incidence craniopodale et de profil.

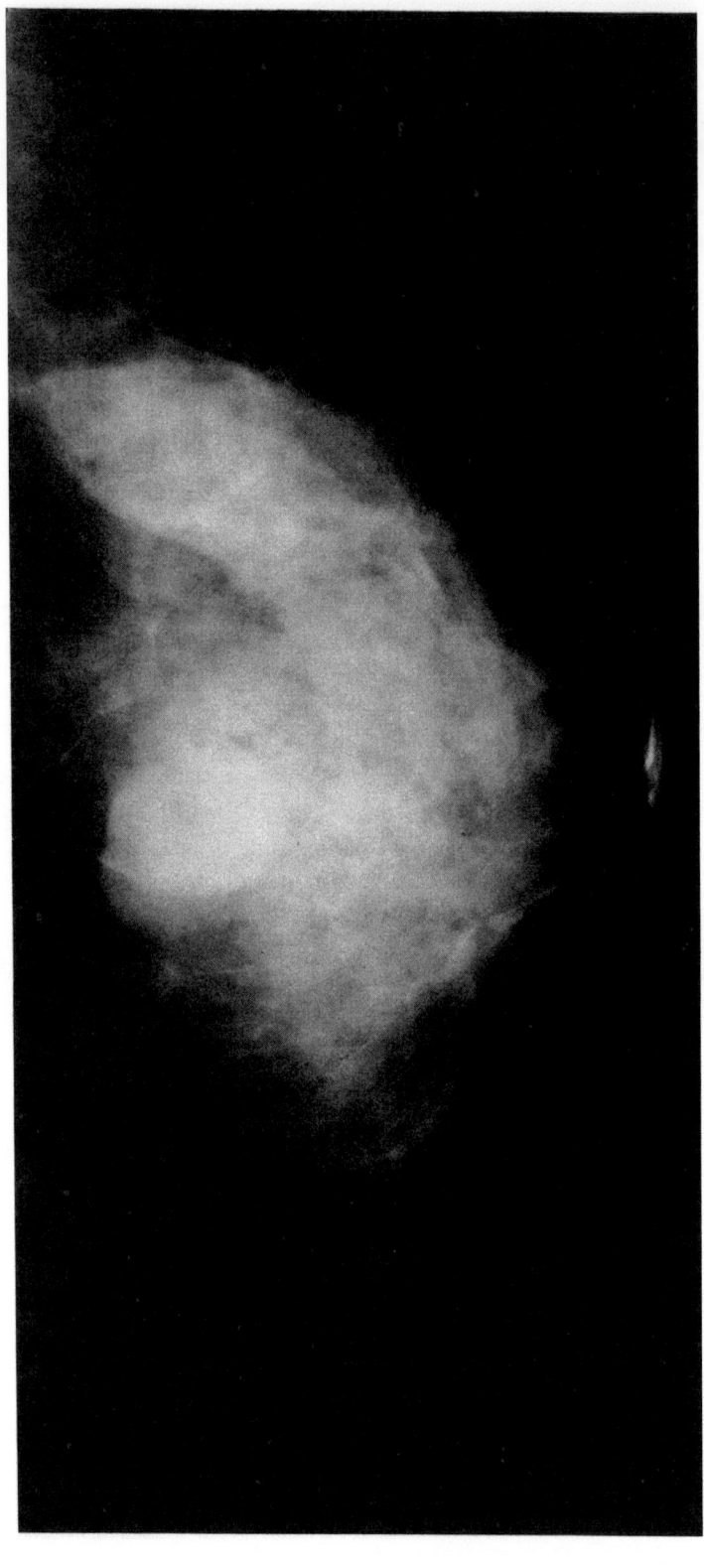

M 4 – 1
Abb. 23

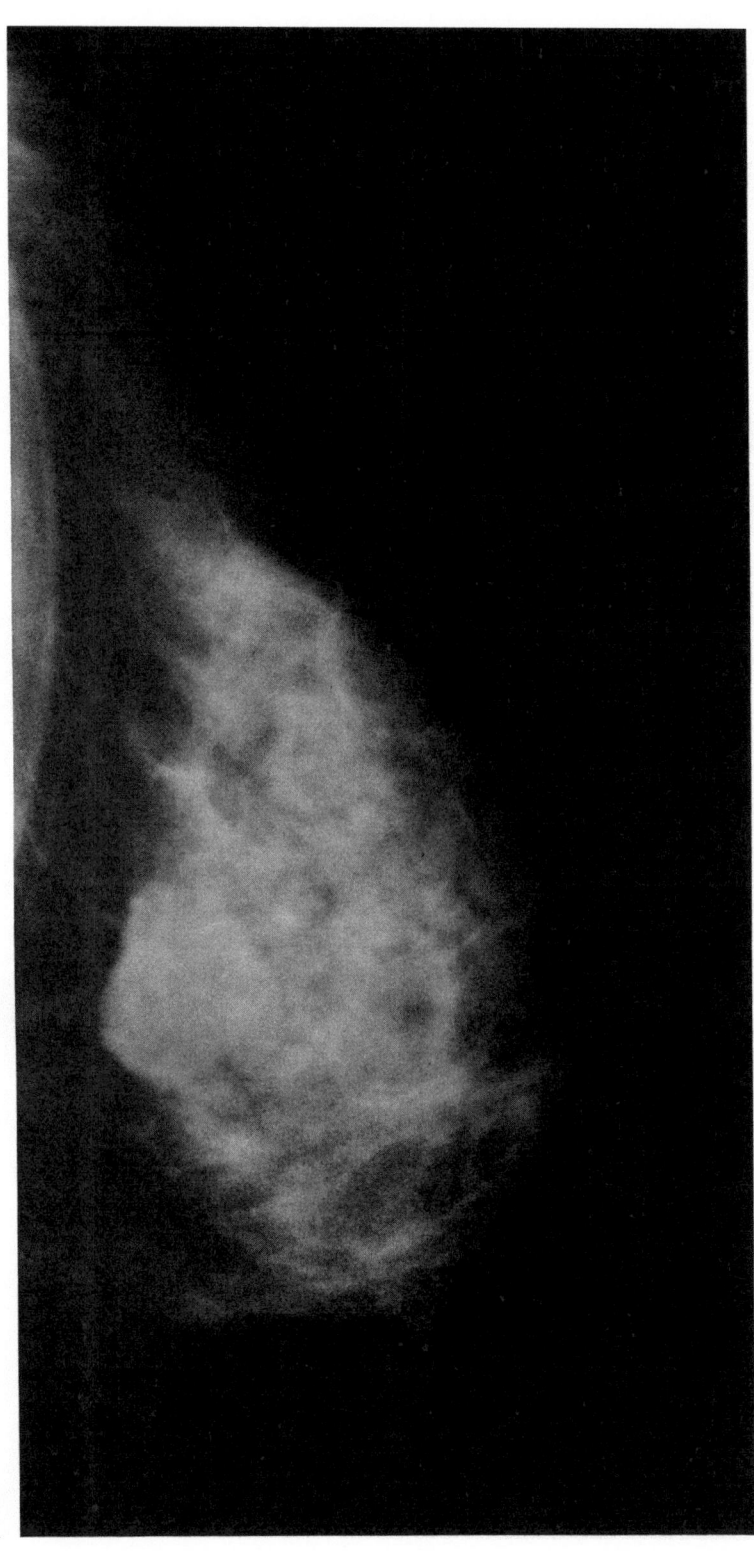

M 4 – 1
Abb. 24

M 4 – 1   Abb. 25 und 26:

Diagnose:

Fibrozystische Mastopathie und Solitärzysten.
Mazoplasia cystica and solitary cysts. / La dystrophie fibrokystique et des kystes solitaires.

Kriterien:

a) Fibrozystische Gewebsanteile.
   The layer of the fibrocysts. / Le tissu de la dystrophie fibrokystique.

b) Solitärzyste.
   The solitary cyst. / La kyste solitaire.

c) Zystenwandverkalkung.
   The surrounding calcification of the cyst. / La calcification arrondie de la kyste.

35jährige Pat.

Röntgenaufnahmen der linken Brust in mediolateralem Strahlengang vor und nach der Punktion der Solitärzyste (8 ccm seröses Punktat).

The films of the left breast in mediolateral projection before and after the puncture of the solitary cyst (contents: 8 ccm). / La radiographie du sein gauche dans l'incidence mediolaterale avant et après la ponction de la kyste solitaire (Contenu: 8 ccm).

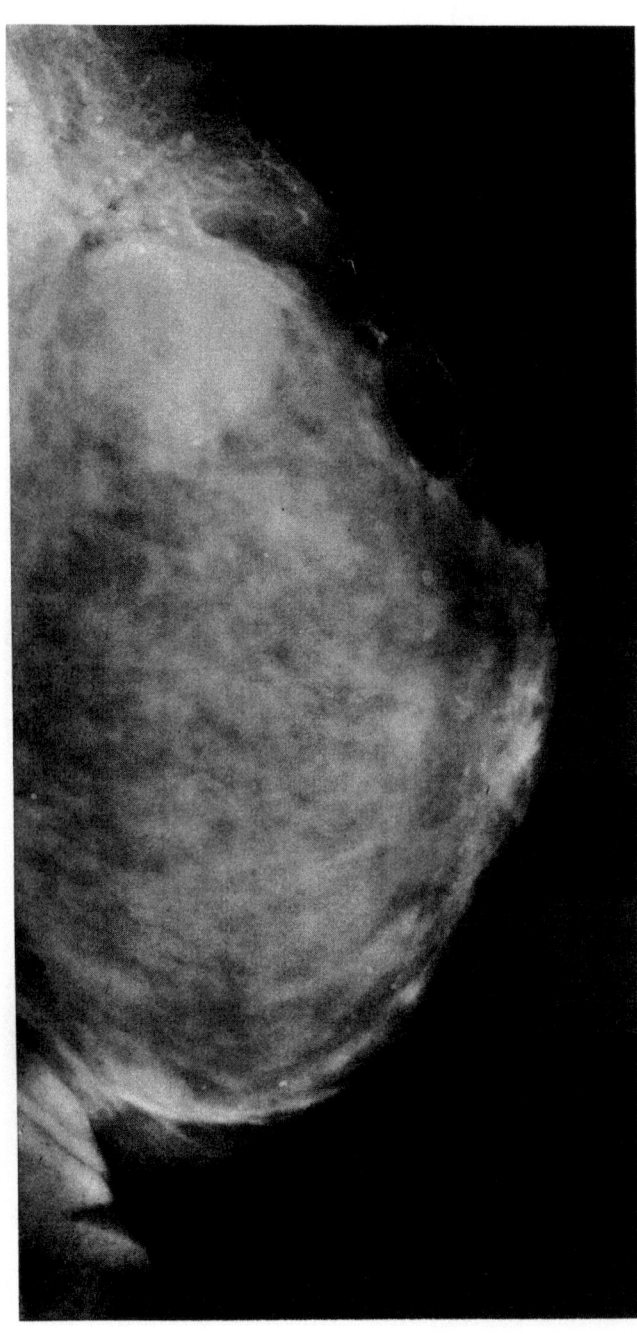

M 4 — 1
Abb. 25

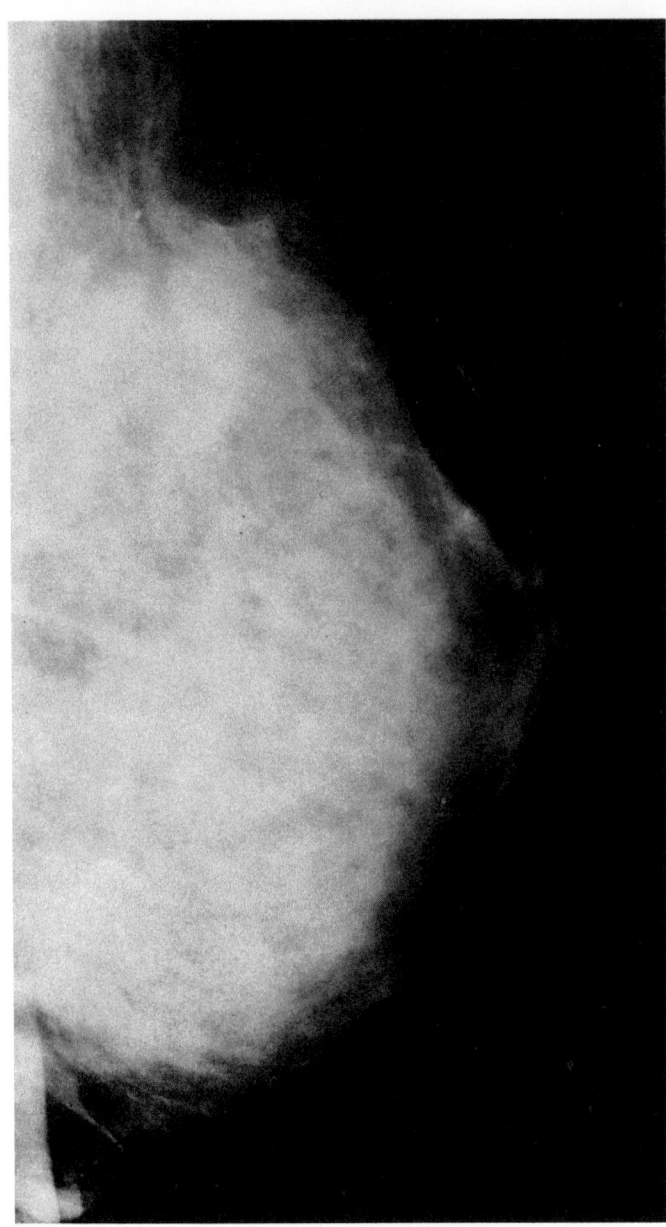

M 4 — 1
Abb. 26

M 4 – 1 Abb. 27 und 28:

Diagnose:

Solitärzysten.
The solitary cysts. / Les kystes solitaires.

Kriterien:

a) Fettgewebe – Corpus adiposum.
   The adipose tissue. / Le tissu adipeux.
b) Fasergewebe – Corpus fibrosum.
   The fibrous tissue. / Le dessin trabéculaire.
c) Solitärzyste.
   The solitary cyst. / La kyste solitaire.

39jährige Pat.

Röntgenaufnahmen der rechten Brust in kraniokaudalem Strahlengang im zeitlichen Abstand von 16 Monaten.

The films of the right breast in mediolateral projection with interval of 16 months. / La radiographie de profil du sein droit à l'interval de 16 mois.

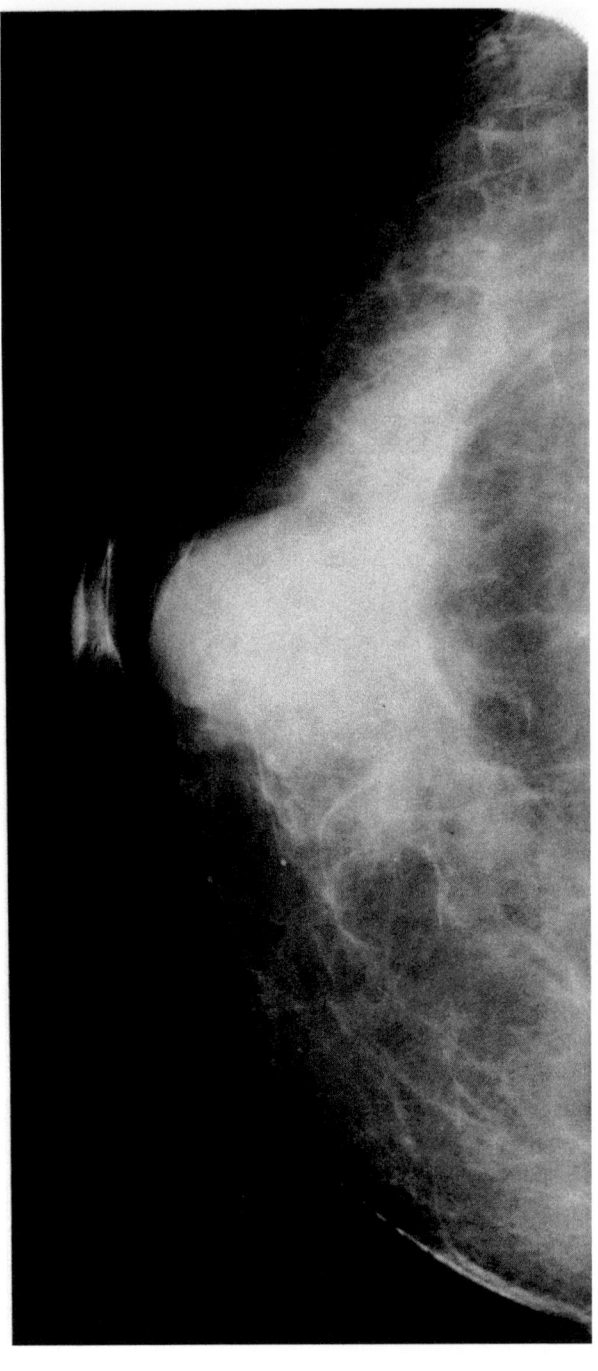

M 4 − 1
Abb. 27

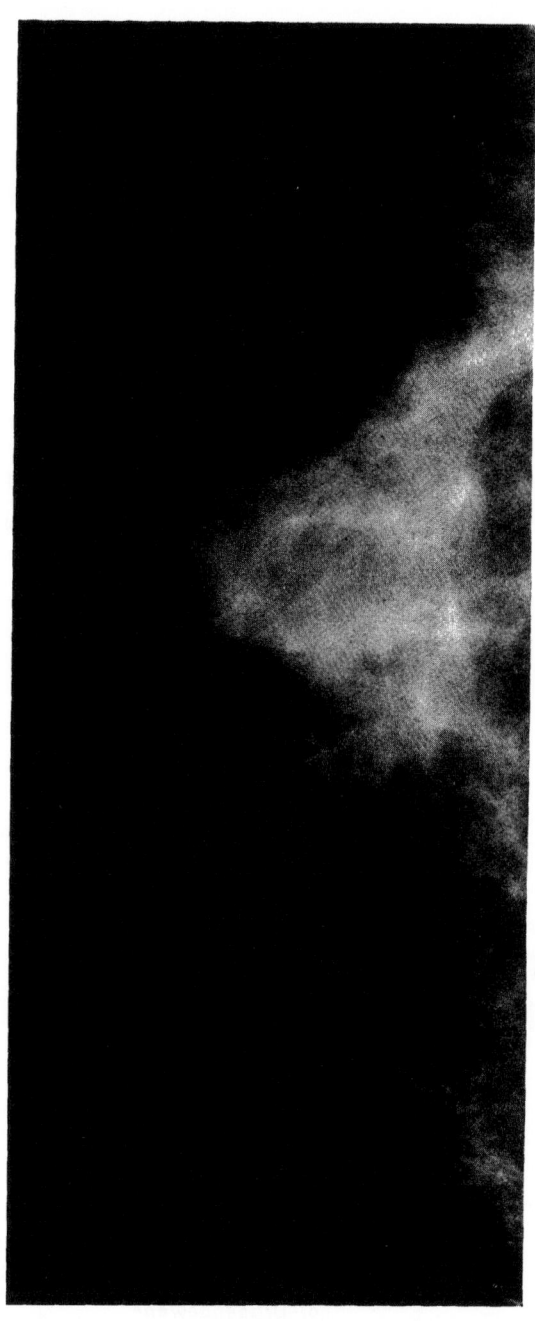

M 4 — 1
Abb. 28

M 4 — 2 Abb. 29 und 30:

Diagnose:

Fibroplastische Mastopathie.
Mazoplasia fibrosa. / La dystrophie fibroparenchymateuse.

Kriterien:

a) Fibroplastische Gewebsanteile.
   The layer of fibroplastic tissue. / Le tissu de la dystrophie fibroparenchymateuse.

b) Fettgewebe — Corpus adiposum.
   The adipos tissue. / Le tissu adipeux.

c) Drüsengewebe — Corpus adenosum.
   The glandular tissue. / Le tissue glandulaire.

32jährige Pat.

Röntgenaufnahmen der rechten und linken Brust in mediolateralem Strahlengang.

The films of the right and left breast in mediolateral projection. / La radiographie de profil du sein gauche et droit.

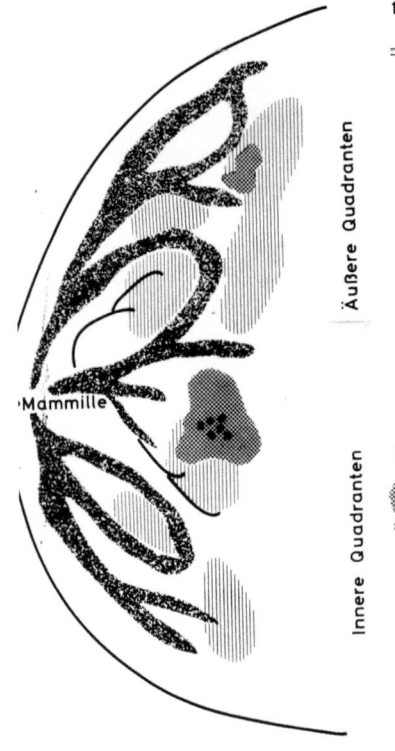

Kriterien:
a) Fettgewebe
b) Fasergewebe
   b_1 = gefäßtragendes Bindegewebe
   b_4 = fibroplastische Anteile
c) Drüsengewebe
f) Fibroadenome

fakultativ:
1) Fettgewebe
2) Verkalkungen
2_4 = Intraduktale Verkalkungen
2_2 = Schollige Adenomverkalkungen

Diagramm VI:
Schematisches Diagramm zur Basisdiagnose M 4 — 2

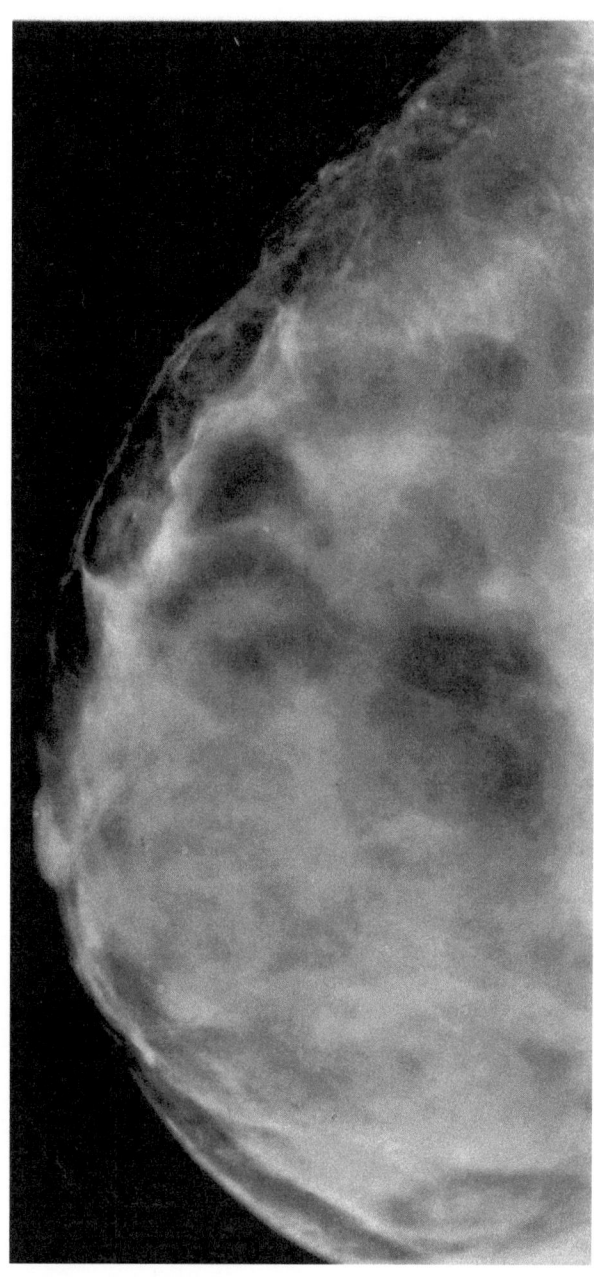

M 4 – 2
Abb. 29

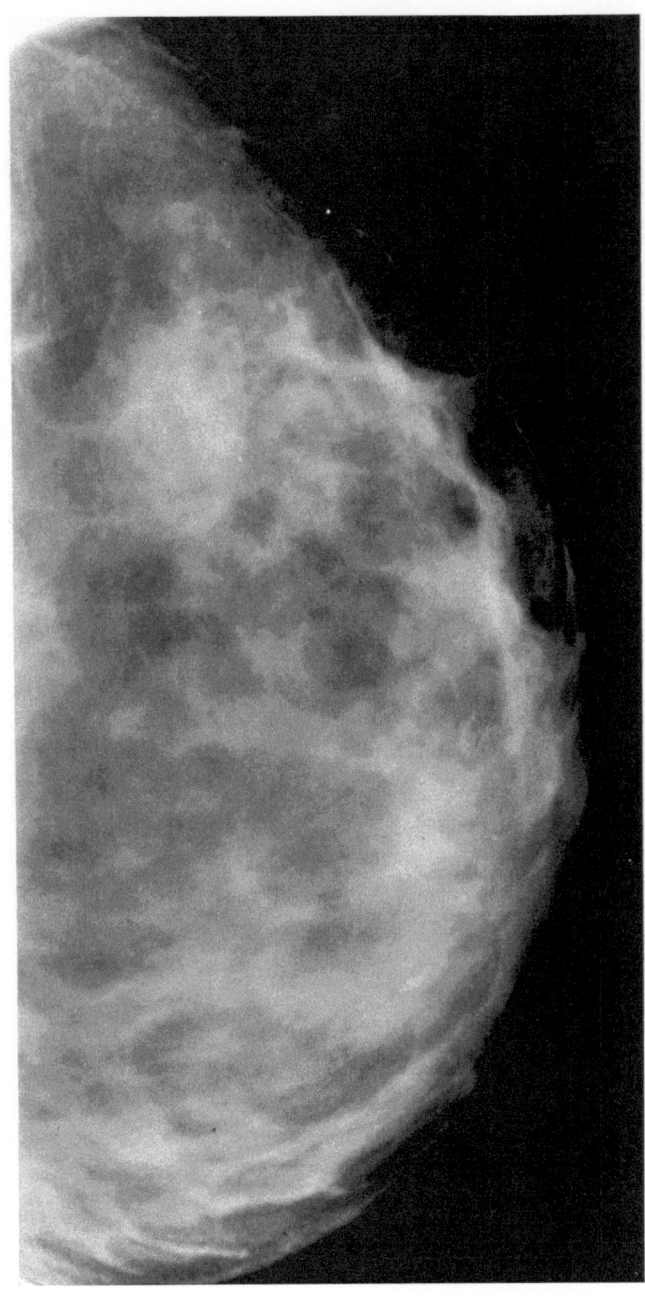

M 4 – 2
Abb. 30

M 4 — 2   Abb. 31 und 32:

Diagnose:

Fibroplastische Mastopathie und Fibroadenome.
Mazoplasia fibrosa and Fibroadenomas. / La dystrophie fibro-parenchymateuse et des adéno-fibromes.

Kriterien:

a) Fibroplastische Gewebsanteile.
   The layer of fibroplastic tissue. / Le tissu de la dystrophie fibroparenchymateuse.
b) Fibroadenom.
   Fibroadenoma. / Adéno-fibrome.
c) M. pectoralis.

41jährige Pat.

Röntgenaufnahmen der rechten Brust in kraniokaudalem und mediolateralem Strahlengang.
The films of the right and left breast in cephalocaudad and mediolateral projection. / La radiographie du sein droit et gauche dans l'incidence cephalo-podale et de profil.

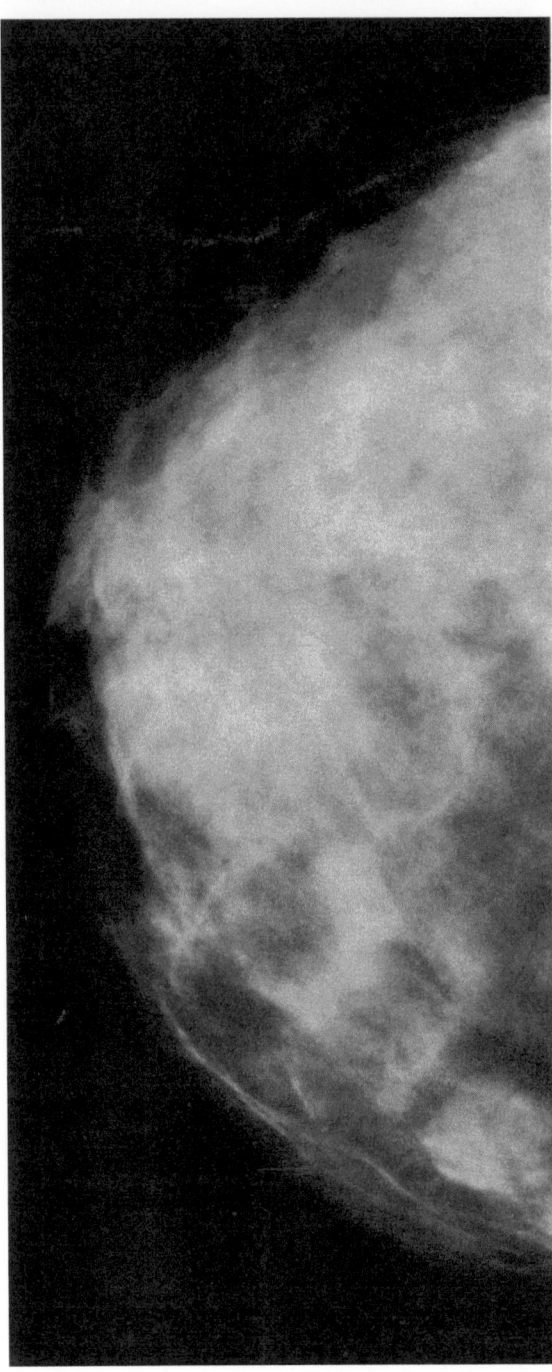

M 4 – 2
Abb. 31

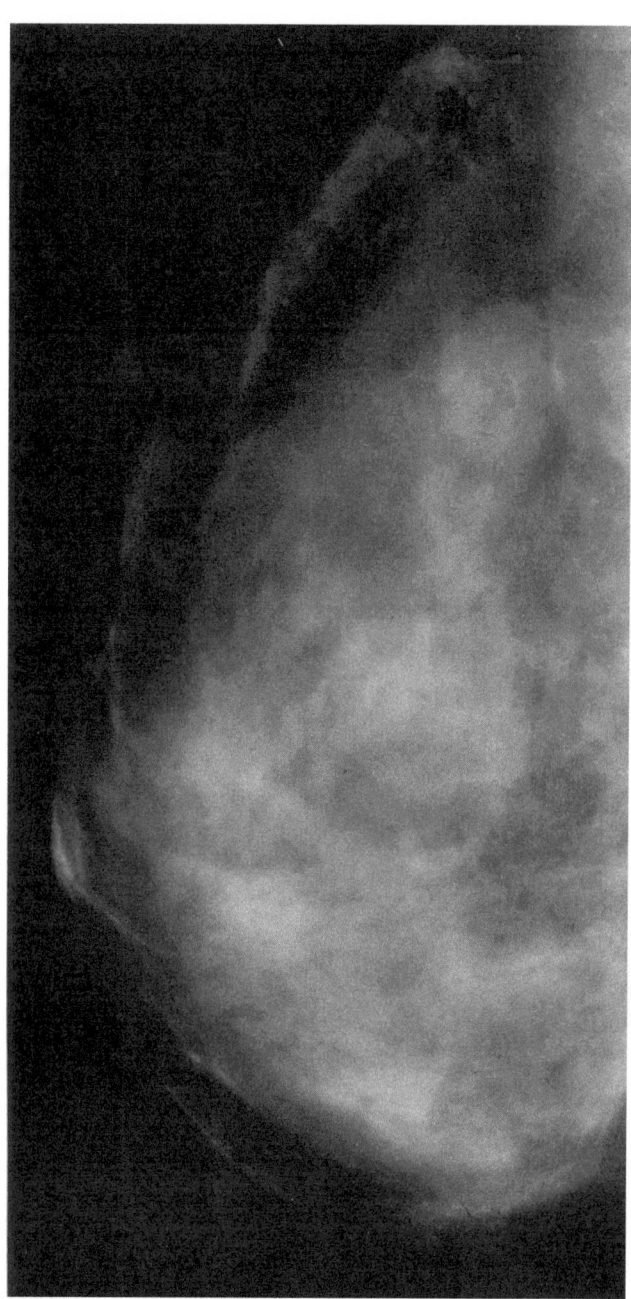

M 4 – 2
Abb. 32

M 4 — 2   Abb. 33 und 34:

Diagnose:

Fibroplastische Mastopathie und Fibroadenome.

Mazoplasia fibrosa and Fibroadenomas. / La dystrophie fibro-parenchymateuse et des adêno-fibromes.

Kriterien:

a) Fibroplastische Gewebsanteile.

 The layer of fibroplastic tissue. / Le tissu de la dystrophie fibroparenchymateuse.

b) Fibroadenom.

 Fibroadenoma. / Adéno-fibrome.

c) Adenomtypische Verkalkungsform.

 The typical calcification of fibroadenoma. / La calcification typique pour un adéno-fibrome.

34jährige Pat.

Röntgenaufnahmen der rechten Brust in kraniokaudalem und mediolateralem Strahlengang.

The films of the right breast in cephalocaudad and mediolateral projection. / La radiographie du sein droit dans l'incidence cephalo-podale et de profil.

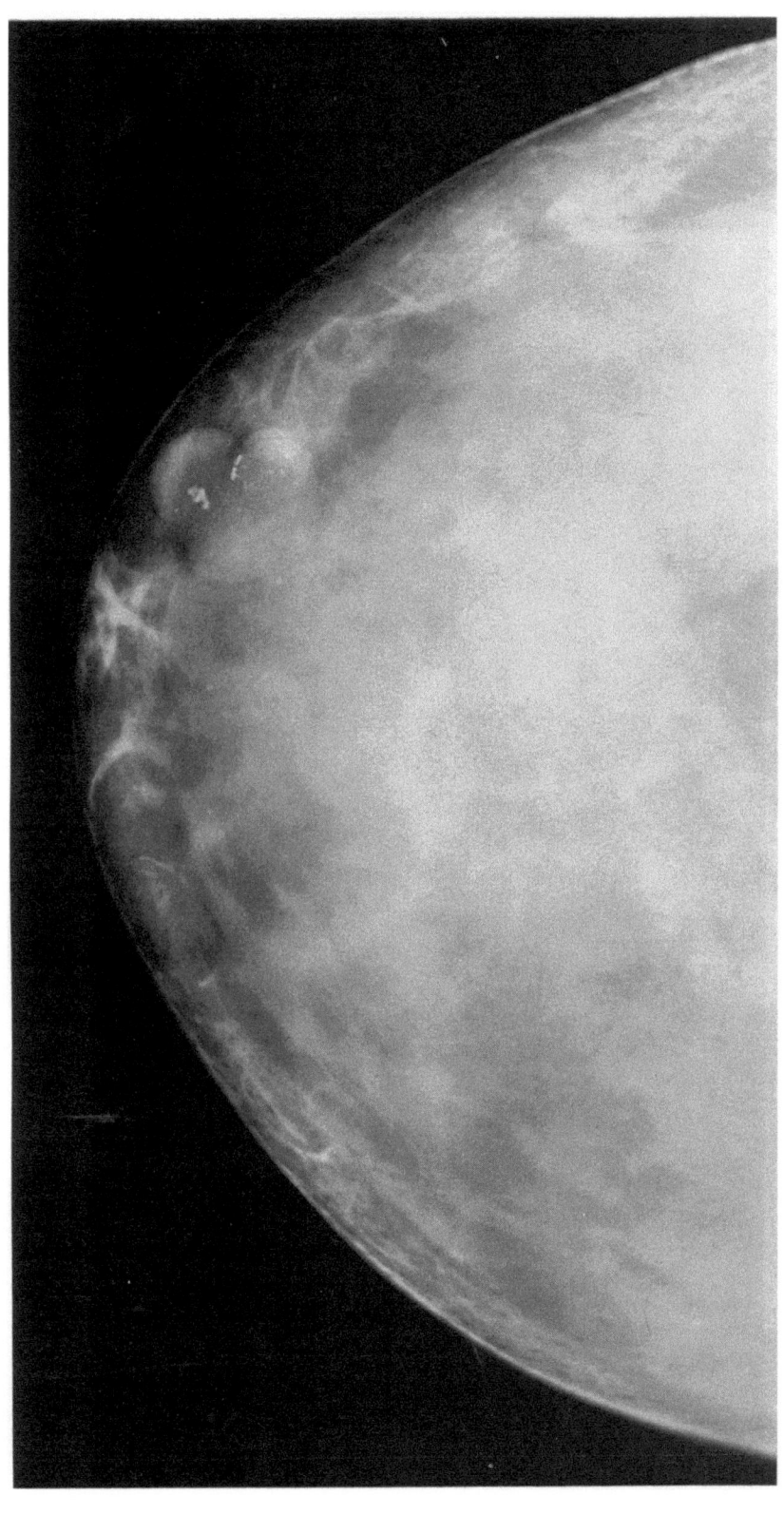

M 4 — 2
Abb. 33

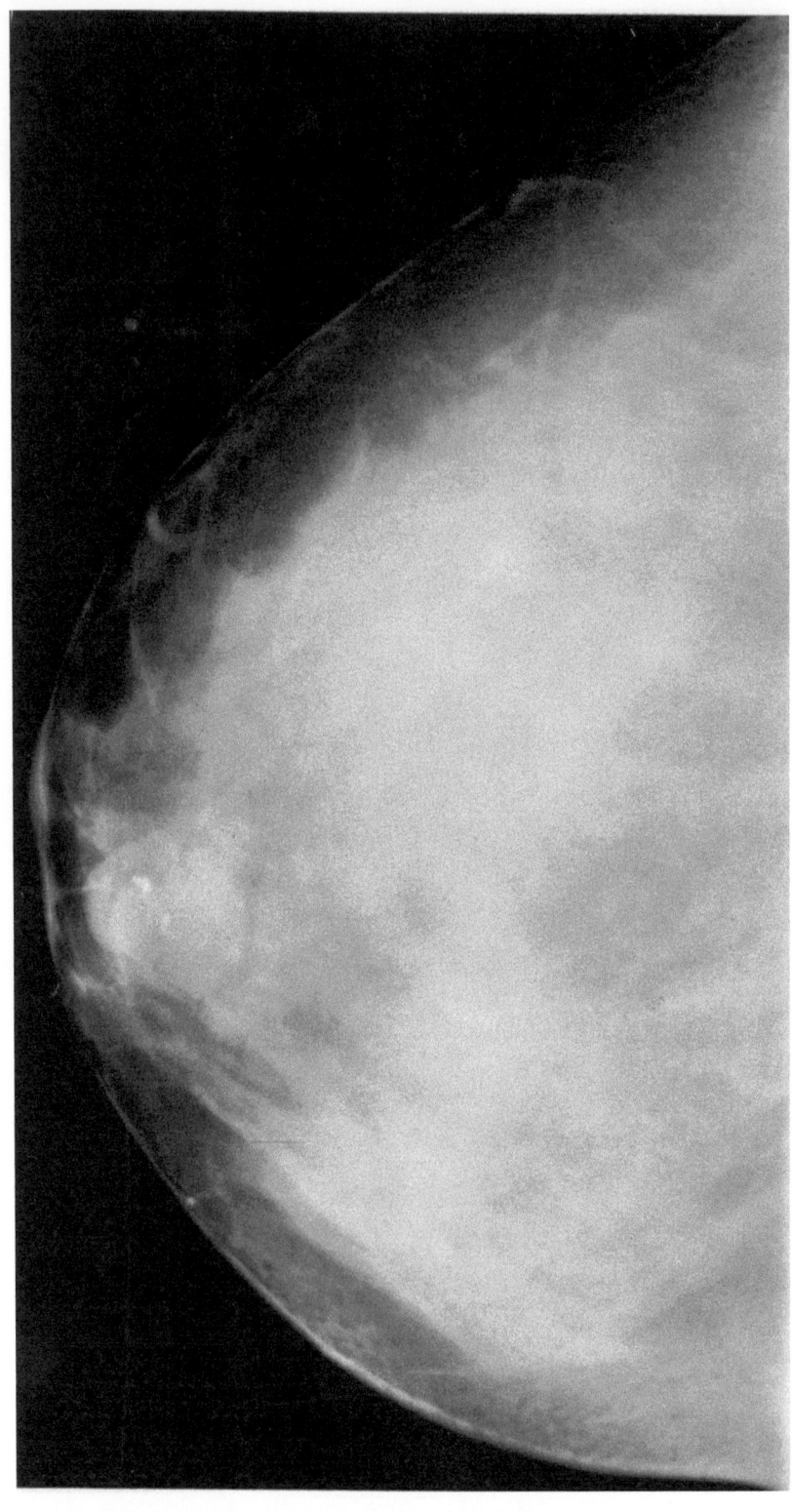

M 4 — 2
Abb. 34

M 4   Abb. 35 und 36:

Diagnose:

Mischform der fibroplastischen und fibrozystischen Mastopathie.
The type of the multiple dysplasias. / La combinaison de la dystrophie fibroparenchymateuse et fibrokystique.

Kriterien:

a) Fibroplastische Gewebsanteile.
   The layer of fibroplastic tissue. / Le tissu de la dystrophie fibroparenchymateuse.

b) Fibrozystische Gewebsanteile.
   The layer of the fibrocysts. / Le tissu de la dystrophie fibrokystique.

37jährige Pat.

Röntgenaufnahmen der rechten und linken Brust in mediolateralem Strahlengang.
The films of the right and left breast in mediolateral projection. / La radiographie du sein droit et gauche de profil.

98

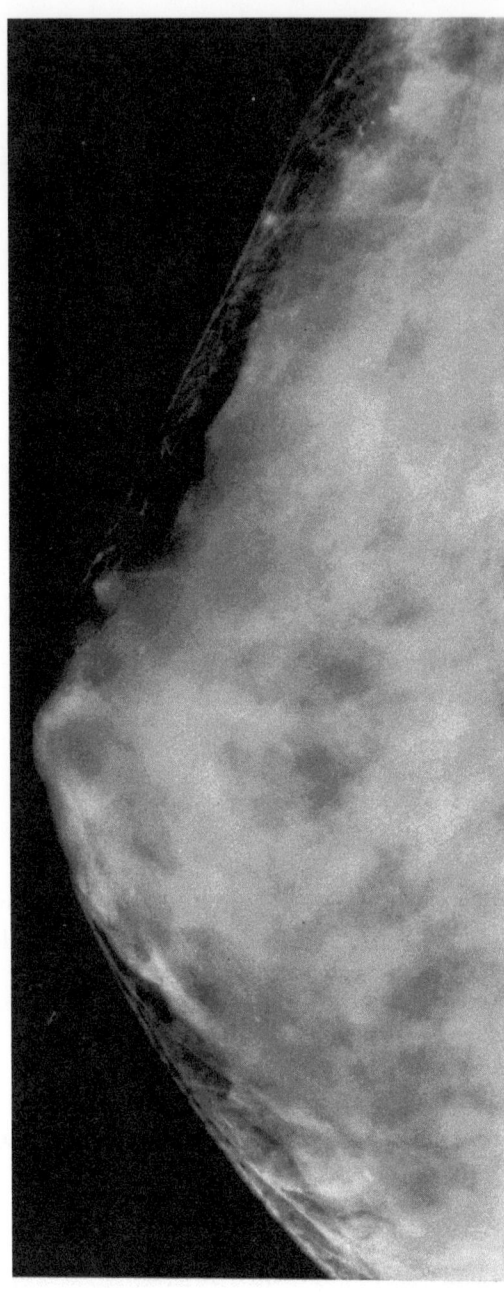

M 4
Abb. 35

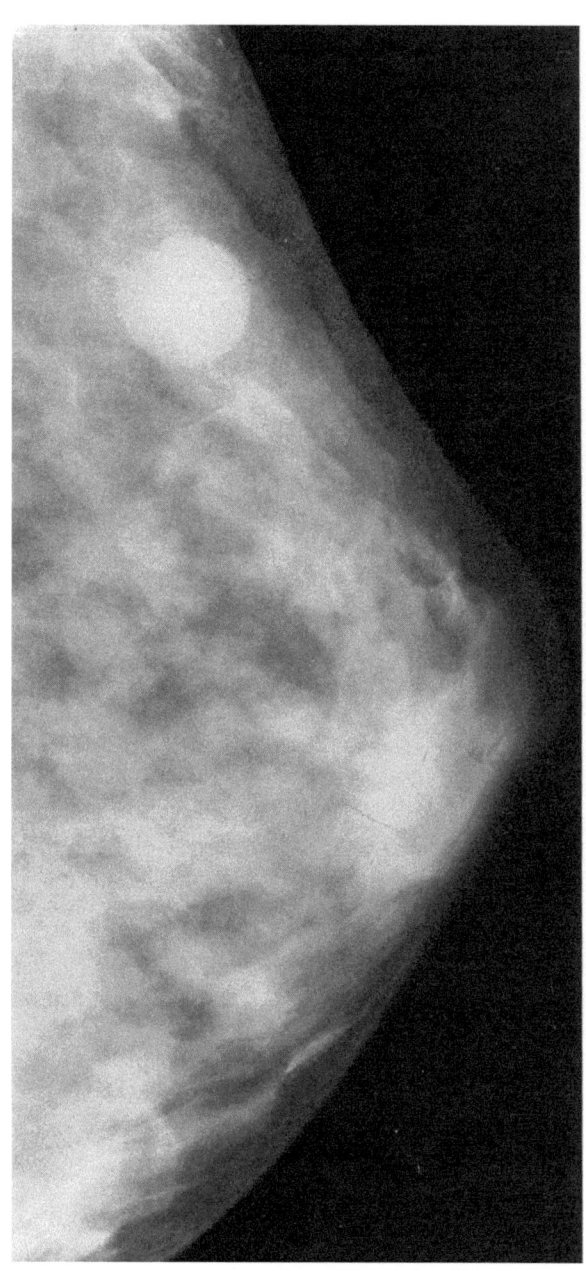

M 4
Abb. 36

M 4   Abb. 37 und 38:

Diagnose:

Mischform der fibroplastischen und fibrozystischen Mastopathie.

The type of the multiple dysplasias. / La combinaison de la dystrophie fibroparenchymateuse et fibrokystique.

Kriterien:

a) Fibroplastische Gewebsanteile.

   The layer of fibroplastic tissue. / Le tissu de la dystrophie fibroparenchymateuse.

b) Fibrozystische Gewebsanteile.

   The layer of the fibrocysts. / Le tissu de la dystrophie fibrokystique.

29jährige Pat.

Röntgenaufnahmen der rechten Brust in kraniokaudalem und mediolateralem Strahlengang.

The films of the right breast in cephaolcaudad and mediolateral projection. / La radiographie du sein droit dans l'incidence cephalo-podale et de profil.

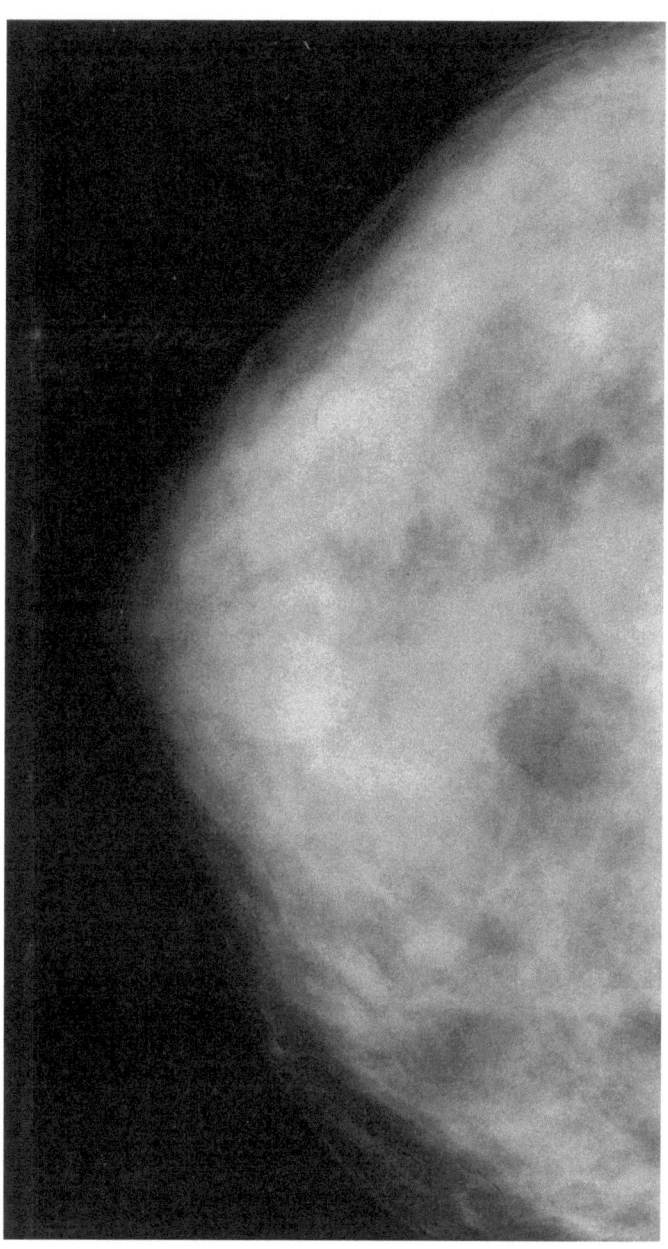

M 4
Abb. 37

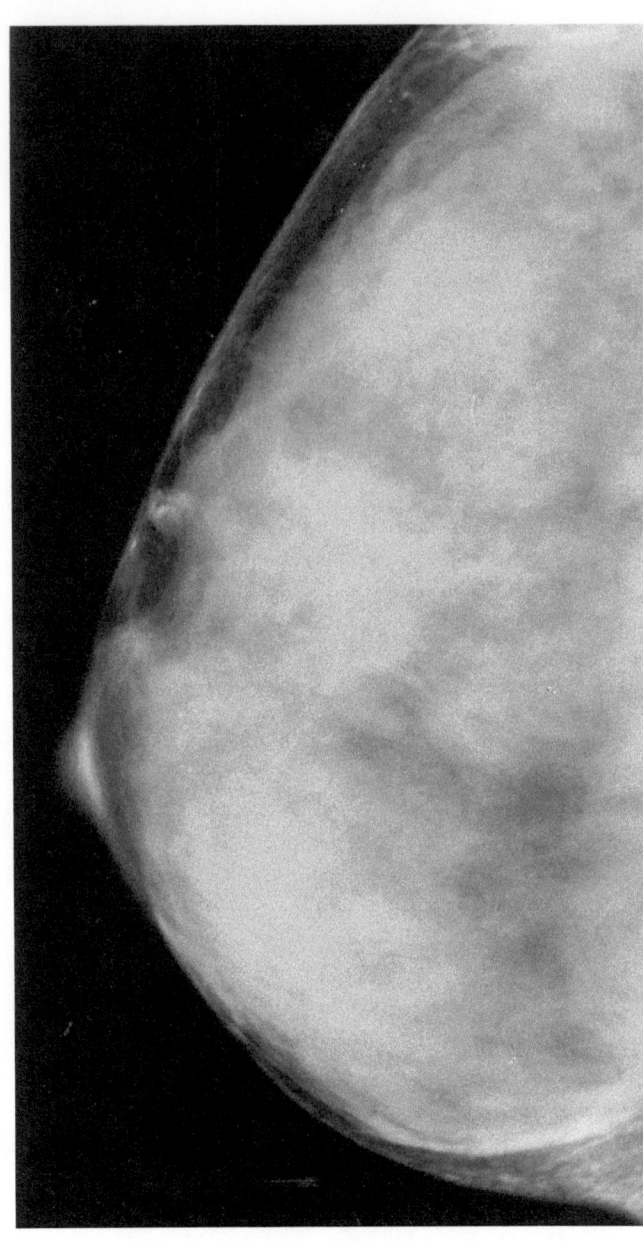

M 4
Abb. 38

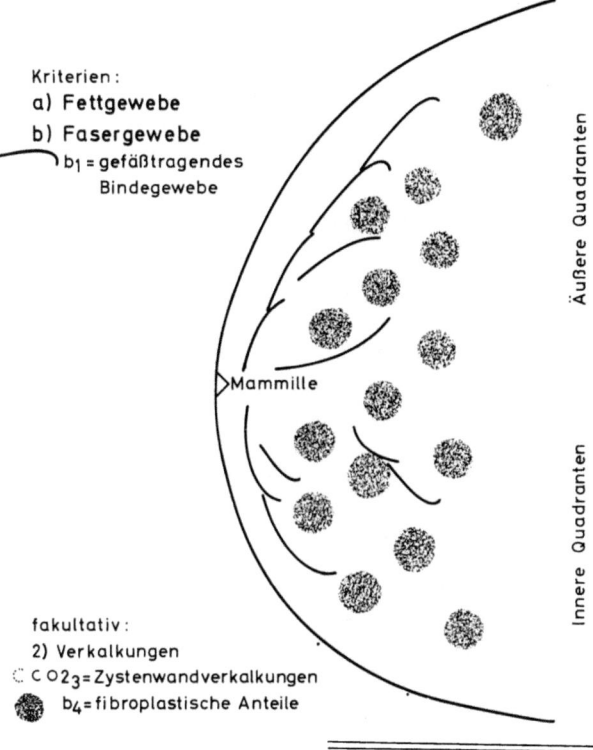

Diagramm VII:

Schematisches Diagramm zur Basisdiagnose M 5

M 5   Abb. 39 und 40:

Diagnose:

Kleinzystische Degeneration — Morbus *Schimmelbusch*.

The mastopathy of cysts — *Schimmelbusch*' disease. / La dystrophie polykystique — maladie de *Schimmelbusch*.

Kriterien:

a) Fettgewebe — Corpus adiposum.

   The adipos tissue. / Le tissu adipeux.

b) Zysten.

   Cysts. / Des kystes.

c) Fasergewebe — Corpus fibrosum.

   The fibrous tissue of the trabeculae. / Le tissu fibreux.

38jährige Pat.

Röntgenaufnahmen der linken Brust — in der Geschlechtsreife — in kraniokaudalem und mediolateralem Strahlengang.

The films of the left breast — during sexual maturity — in cephalocaudad and mediolateral projection. / La radiographie du sein gauche — dans la phase menstruelle — dans l'incidence cephalo-podale et de profil.

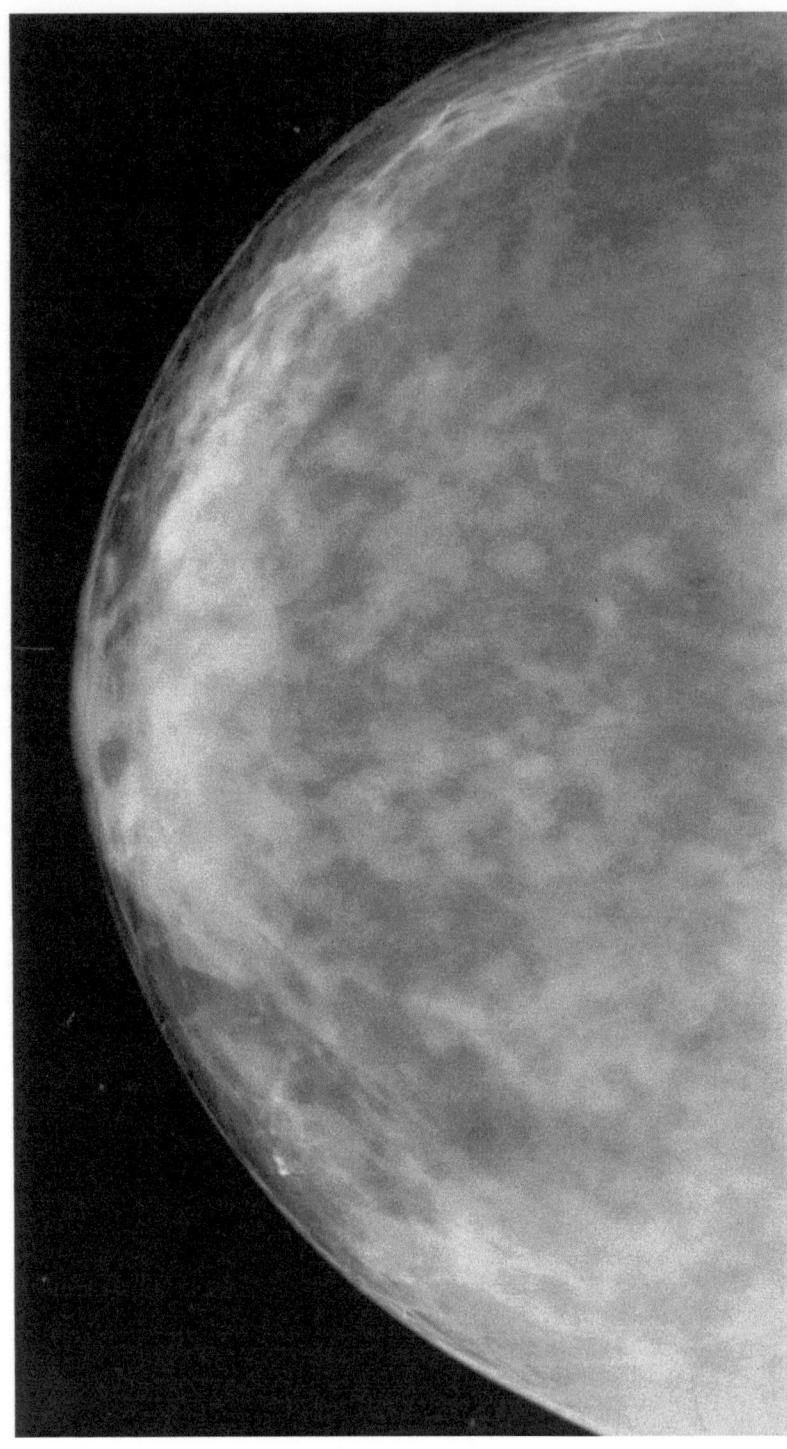

M 5
Abb. 39

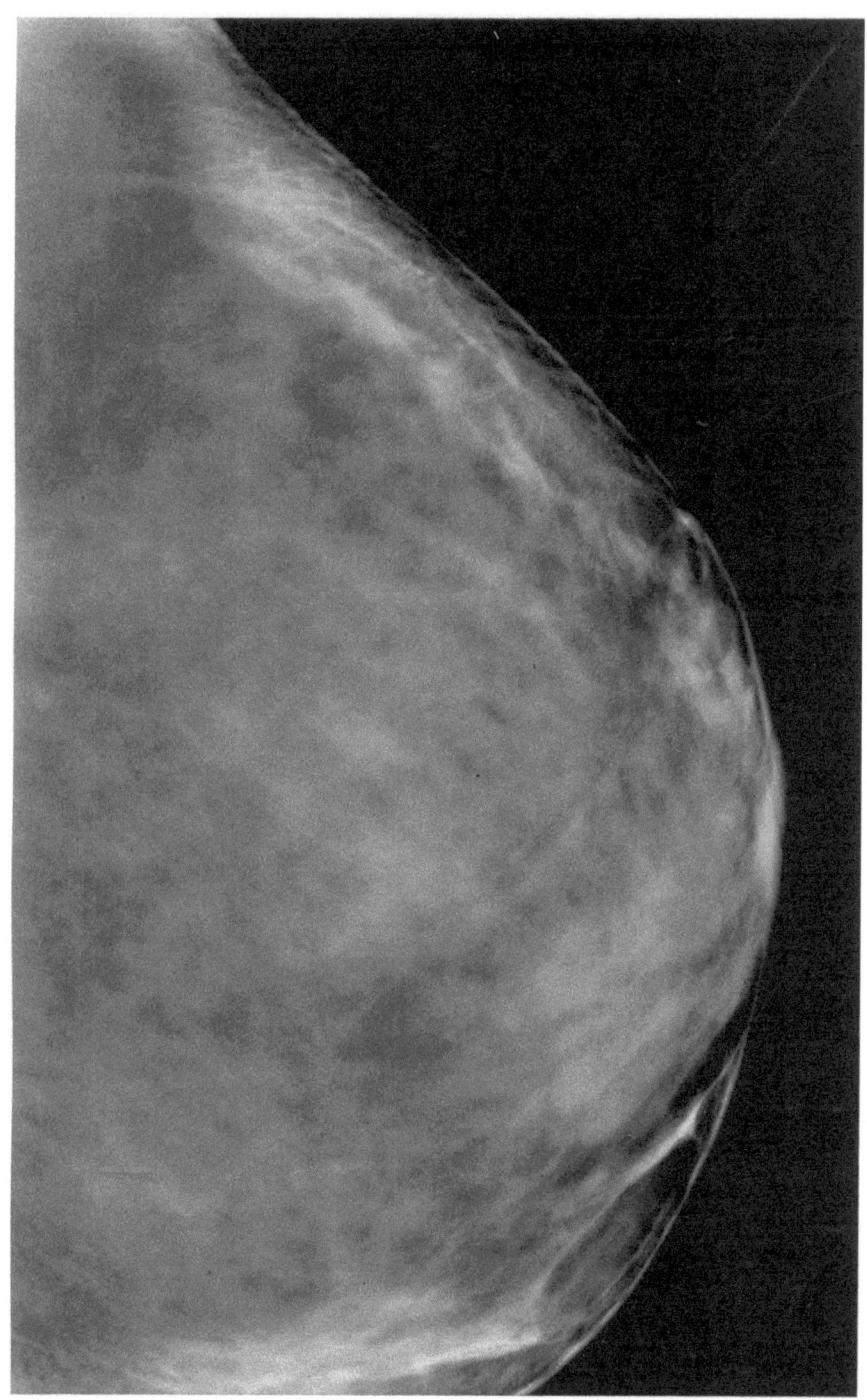

M 5
Abb. 40

M 5 Abb. 41 und 42:

Diagnose:

Kleinzystische Degeneration — Morbus *Schimmelbusch*.

The mastopathy of the cysts — *Schimmelbusch*' disease. / La dystrophie polykystique — maladie de *Schimmelbusch*.

Kriterien:

a) Fettgewebe — Corpus adiposum.
   The adipos tissue. / Le tissu adipeux.

b) Zysten.
   Cysts. / Des kystes.

c) Fasergewebe — Corpus fibrosum.
   The fibrous tissue of the trabeculae. / Le tissu fibreux.

d) Zystische Verkalkungsform.
   Calcified cysts. / Calcification kystique.

74- und 72jährige Pat.

Röntgenaufnahmen der linken Brust verschiedener Frauen in der Menopause in mediolateralem Strahlengang.

The films of the left breast after the menopause in mediolateral projection. / La radiographie du sein gauche de deux femmes dans la sénescence de profil.

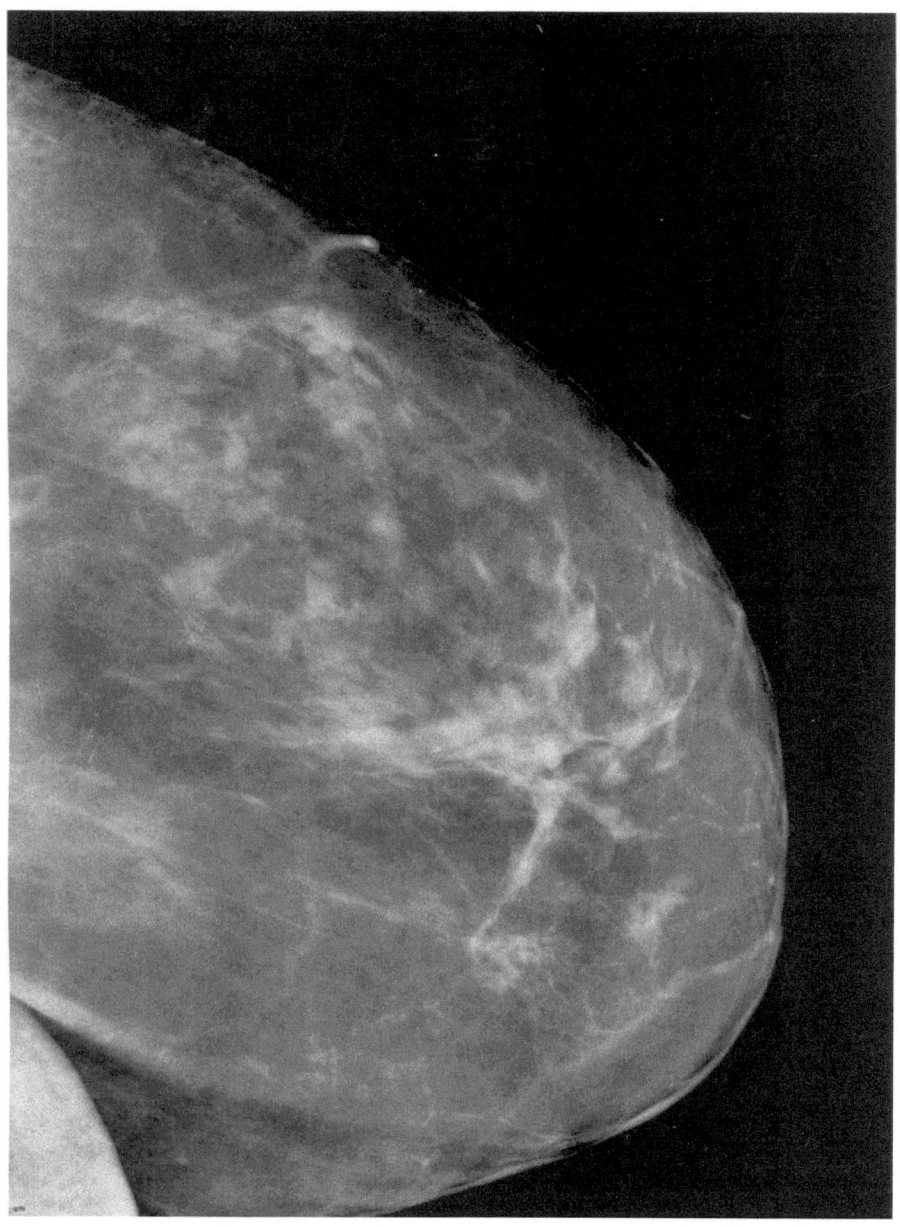

M 5
Abb. 41

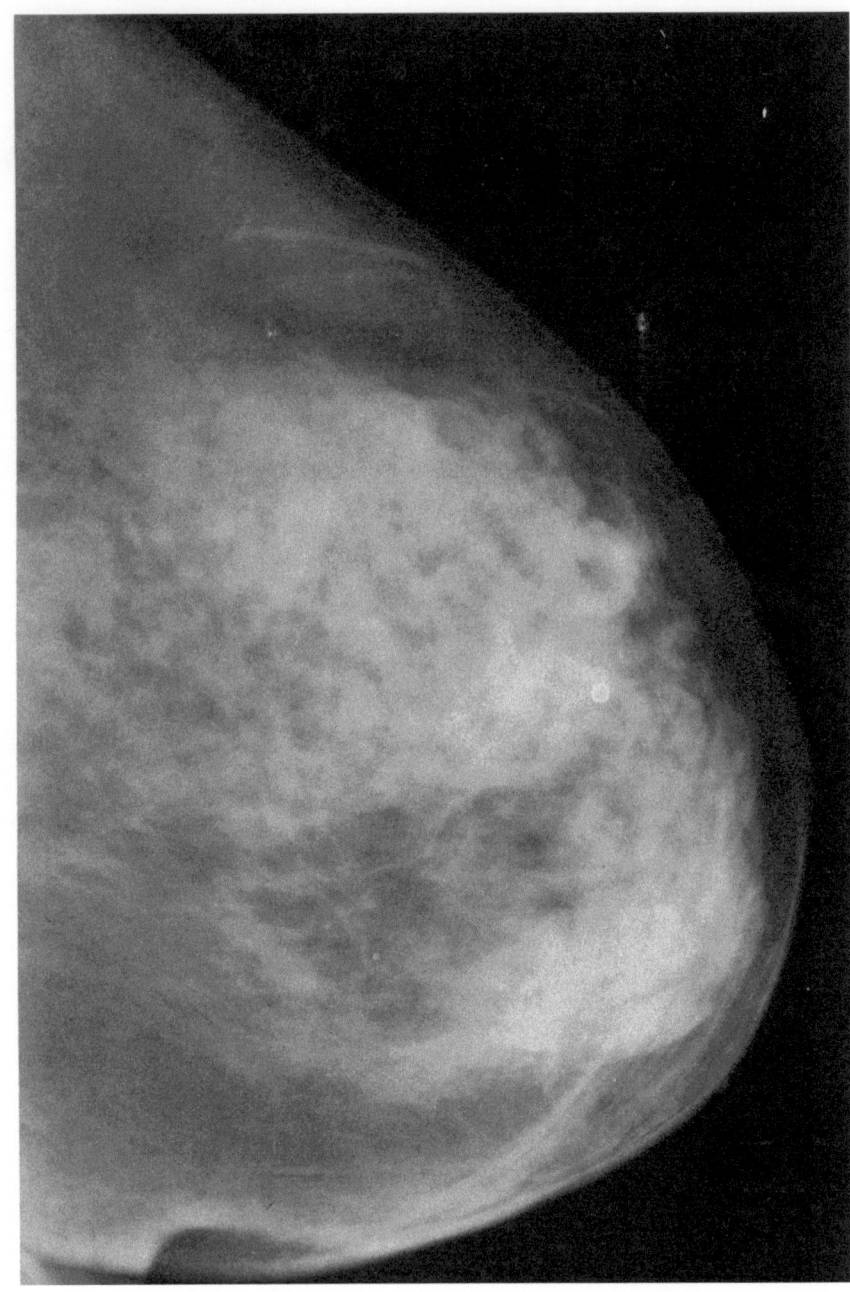

M 5
Abb. 42

M 6   Abb. 43 und 44:

Diagnose:

Sekretorische Erkrankungen.
The secretory disease. / La maladie sécrétante.

Basisdiagnose: (M 2)

Zyklusgerechter Drüsenkörper.
The adult breast. / Le sein normal.

1. Drüsige Sekretion.
   The secretion of the glandular tissue in a nonpuerperal breast. / La maladie ectasique sécrétoire.

Kriterien:

a) Gangerweiterungen.
   The duct ectasia. / Des dilatations des galactophores.

b) Drüsengewebe — Corpus adenosum.
   The glandular tissue. / Le tissu glandulaire.

34jährige Pat.

Röntgenaufnahmen der rechten Brust in mediolateralem Strahlengang vor und nach Kontrastmittelinstillation.
The films of the right breast in mediolateral projection before and after contrast mammography. / La radiographie du sein droit de profil sans préparation et après l'injection du canal suintant.

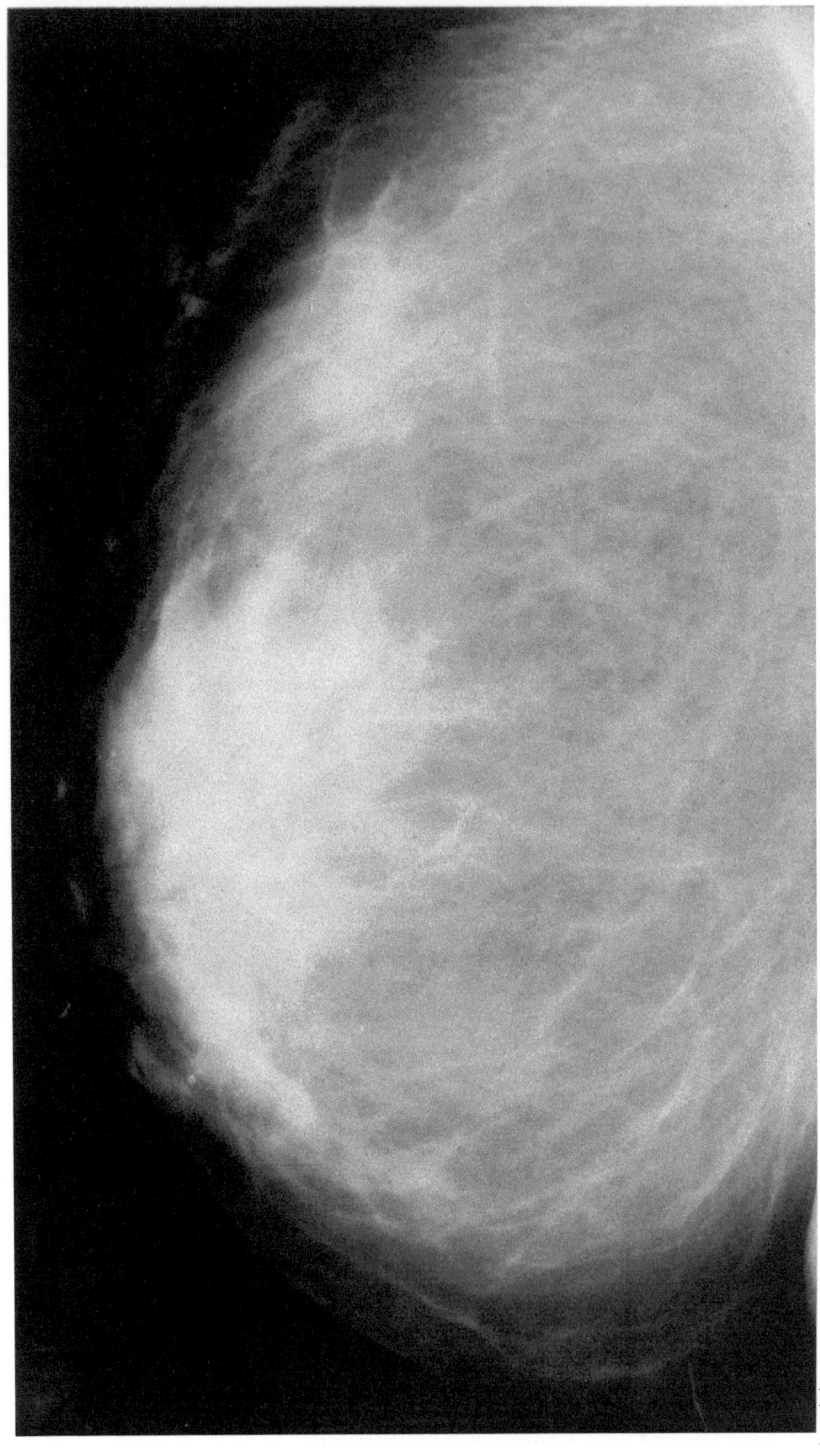

M 6
Abb. 43

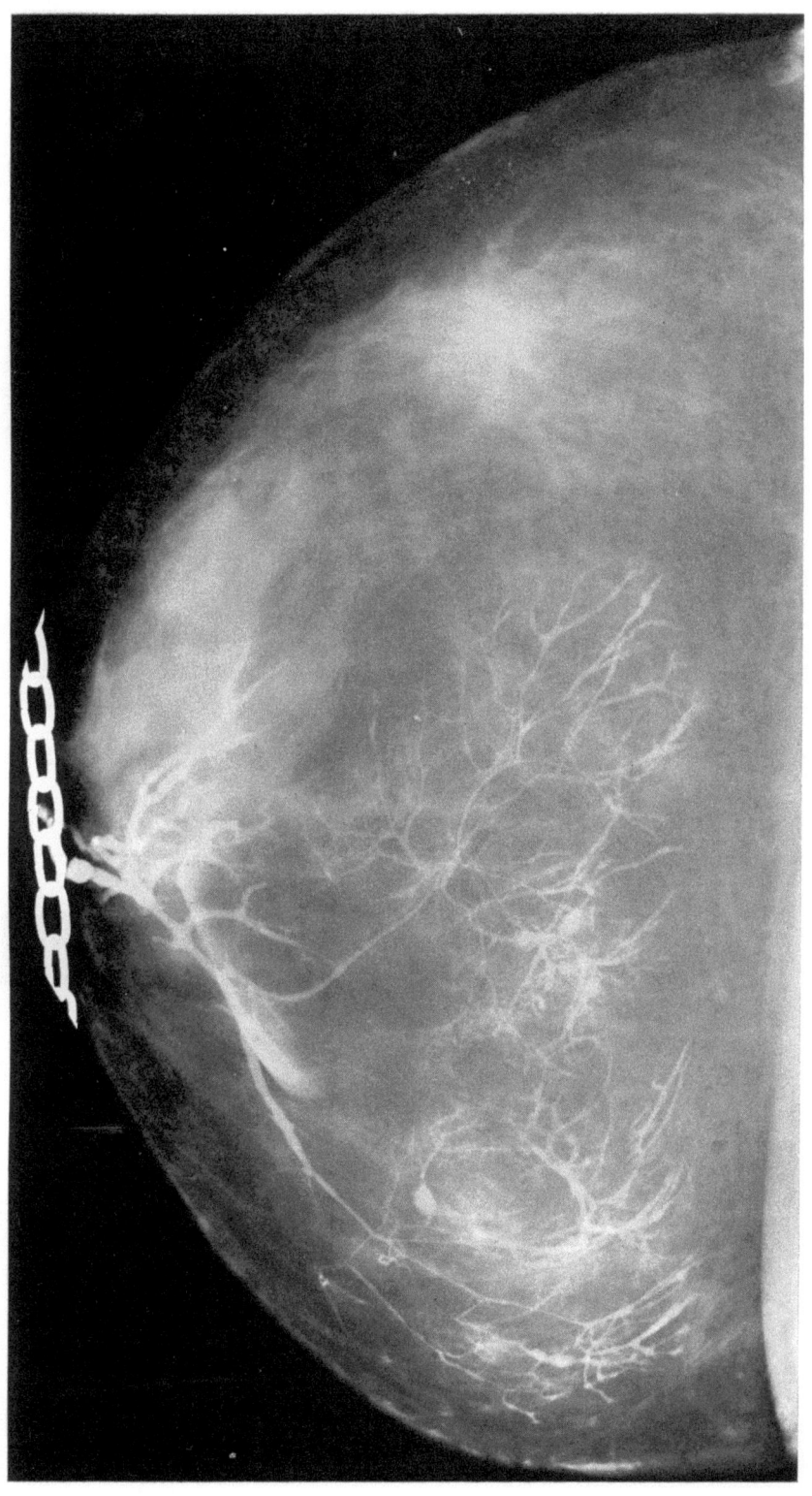

M 6
Abb. 44

M 6 Abb. 45 und 46:

Diagnose:

Sekretorische Erkrankungen.
The secretory disease. / La maladie sécrétante.

Basisdiagnose: (M 2)

Zyklusgerechter Drüsenkörper.
The adult breast. / Le sein normal.

2. Plasma-Zell-Mastitis post partum.
   The plasma cell mastitis. / La mastite à plasmocytes.

Kriterien:

a) Drüsengewebe — Corpus adenosum.
   The glandular tissue. / Le tissu glandulaire.

b) Fasergewebe — Corpus fibrosum.
   The fibrous tissue of the trabeculae. / Le tissu fibreux.

c) Zelluläre Infiltration.
   The invasion of the plasma cells. / Les signes de la mastite à plasmocytes.

30jährige Pat.

Röntgenaufnahmen der rechten und linken Brust in kraniokaudalem Strahlengang.

The films of the right and left breast in cephalocaudad projection. / La radiographie du sein gauche et droit dans l'incidence cephalo-podale.

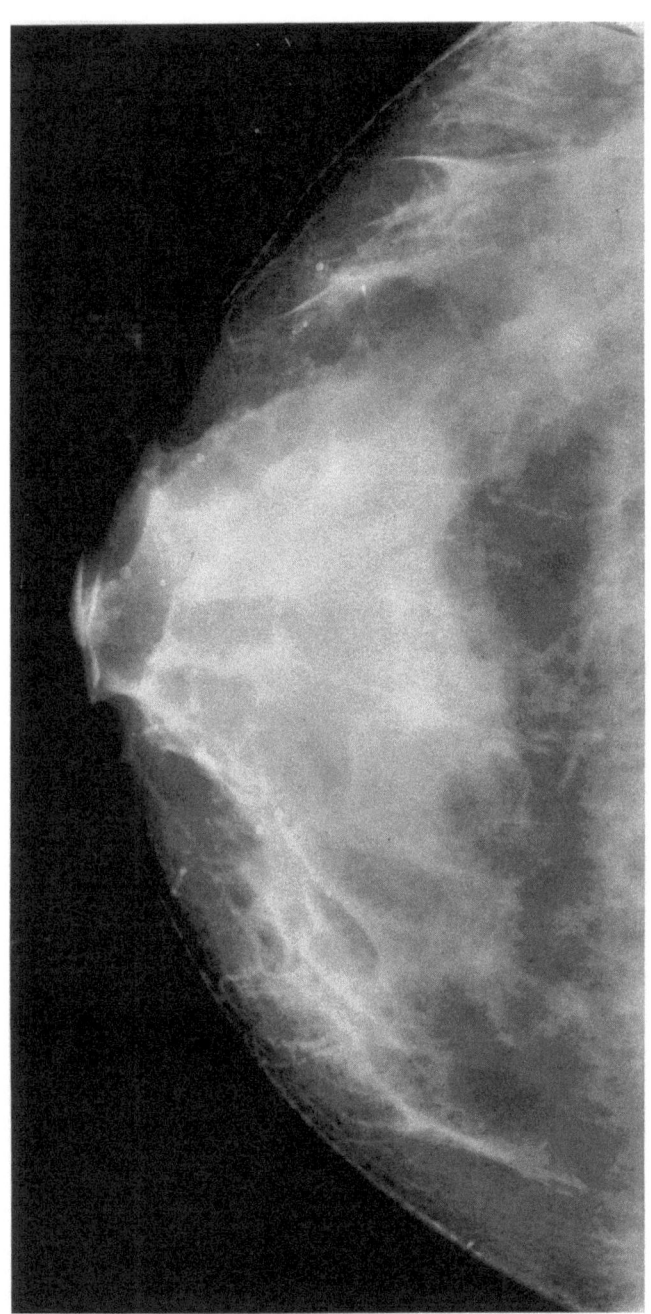

M 6
Abb. 45

114

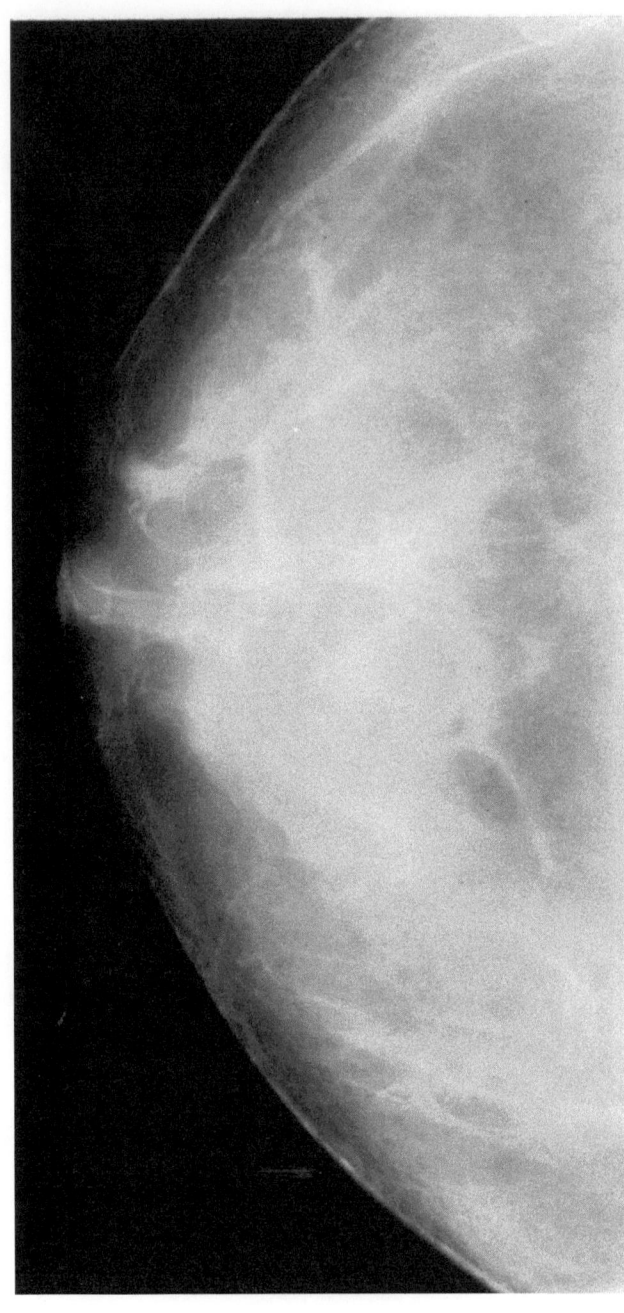

M 6
Abb. 46

M 6   Abb. 47 und 48:

Diagnose:

Sekretorische Erkrankungen.
The secretory disease. / La maladie sécrétante.

Basisdiagnose: (M 42)

Fibroplastische Mastopathie.
3. Sekretion auf Grund intraduktaler Transformation.

   The secretory of the intraductal epithelial hyperplasia. / L'activité sécréto-excrétrice à cause des végétations intra-galactophoriques.

Kriterien:

a) Fibroplastische Gewebsanteile.

   The layer of the fibroplastic tissue. / Le tissu de la dystrophie fibroparenchymateuse.

b) Fasergewebe – Corpus fibrosum.

   The fibrous tissue of the trabeculae. / Le tissu fibreux.

42jährige Pat.

Röntgenaufnahmen der linken Mamma vor und nach der Kontrastmittelinstillation in mediolateralem Strahlengang.

The films of the left breast in mediolateral projection, before and after contrast mammography. / La radiographie du sein gauche de profil sans préparation et après l'injection du canal suintant.

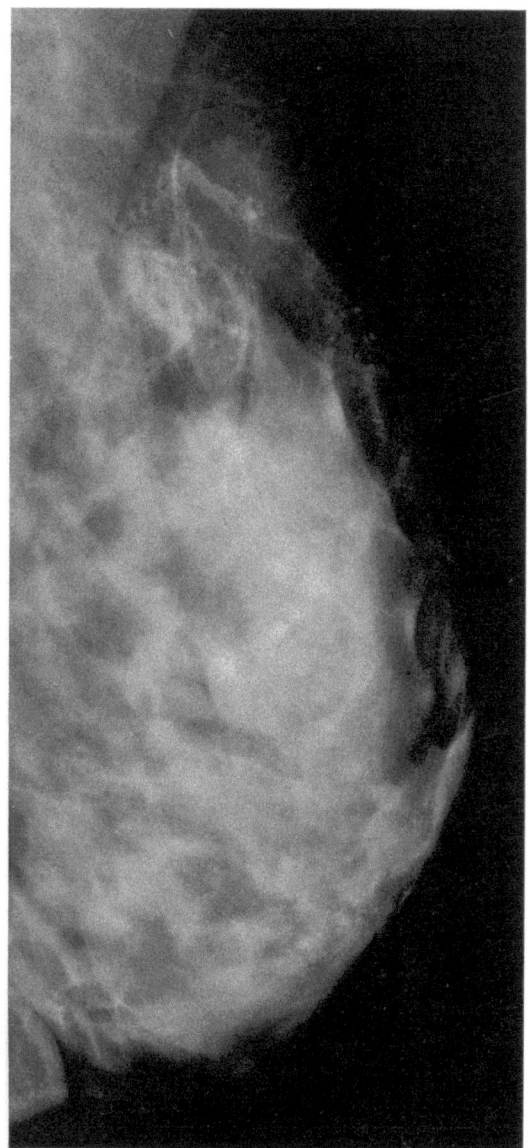

M 6
Abb. 47

116

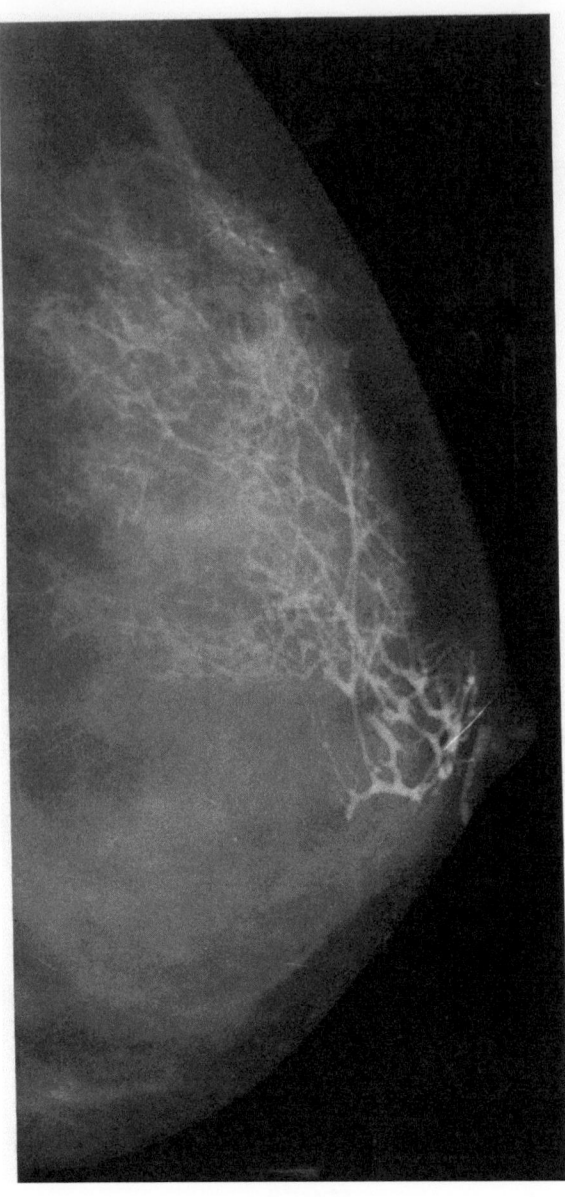

M 6
Abb. 48

Diagnose:

Sekretorische Erkrankungen.
The secretory disease. / La maladie sécrétante.

Basisdiagnose: (M 4)

Mischform der fibroplastischen und fibrozystischen Mastopathie.
The type of the multiple dysplasias. / La combinaison de la dystrophie fibroparenchymateuse et fibrokystique.

4. Intraduktales Karzinom.
   The duct cell cancer. / Le comédo-carcinome.

Kriterien:

a) Fibroplastische Dysplasieanteile.
   The layer of the fibroplastic tissue. / Le tissu de la dystrophie fibroparenchymateuse.

b) Fibrozystische Gewebsanteile.
   The tissue of the fibrocysts. / Le tissu de la dystrophie fibrokystique.

c) Intraduktales Karzinom.
   The duct cell cancer. / Le comédo-carcinome.

48jährige Pat.

Röntgenaufnahmen der linken Brust vor und nach der Kontrastmittelinstillation in kraniokaudalem Strahlengang.

The films of the left breast in cephalocaudad projection, before and after the contrast mammography. / La radiographie du sein gauche dans l'incidence cephalopodale sans préparation et après l'injection du canal suintante.

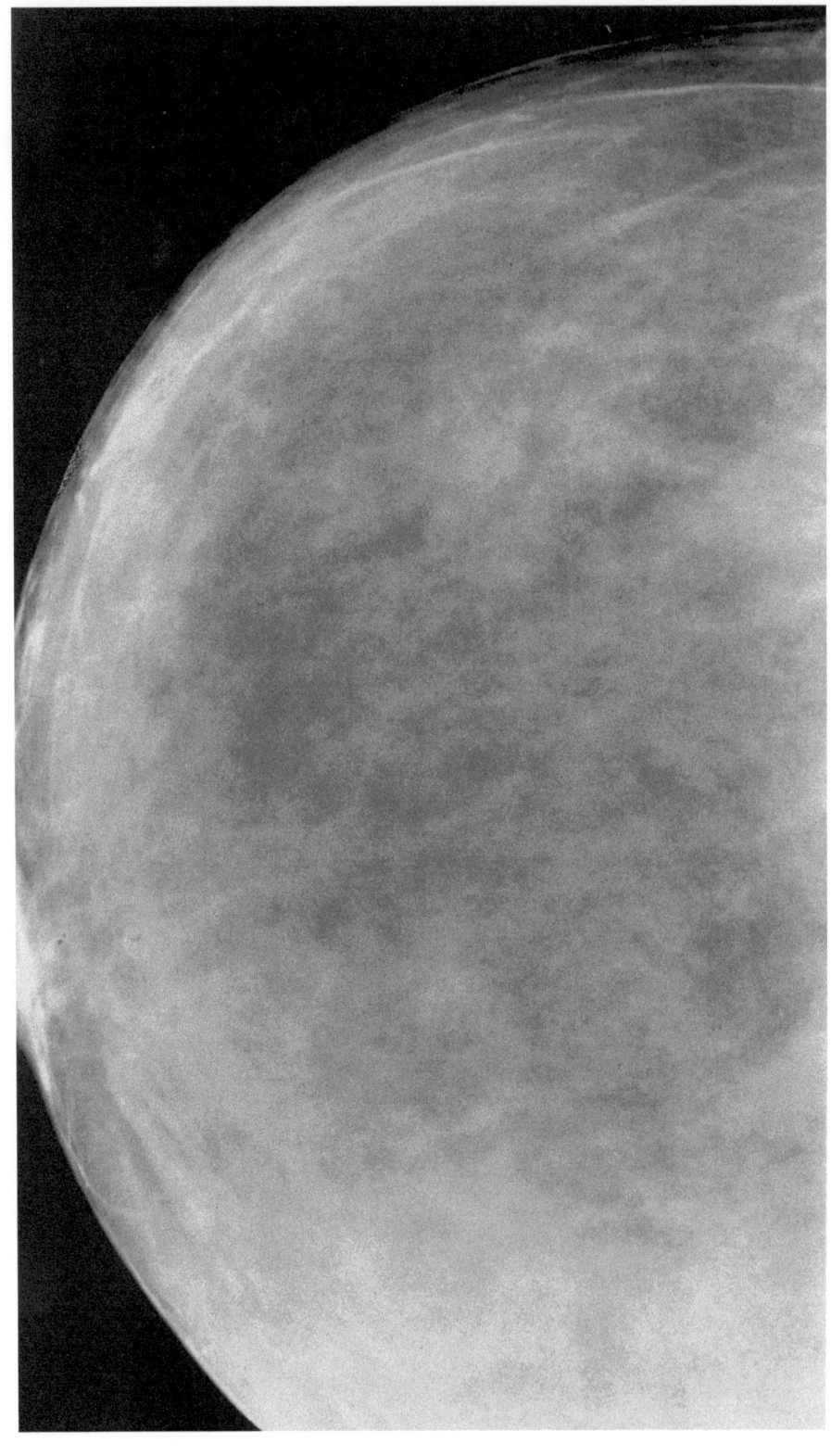

M 6
Abb. 49

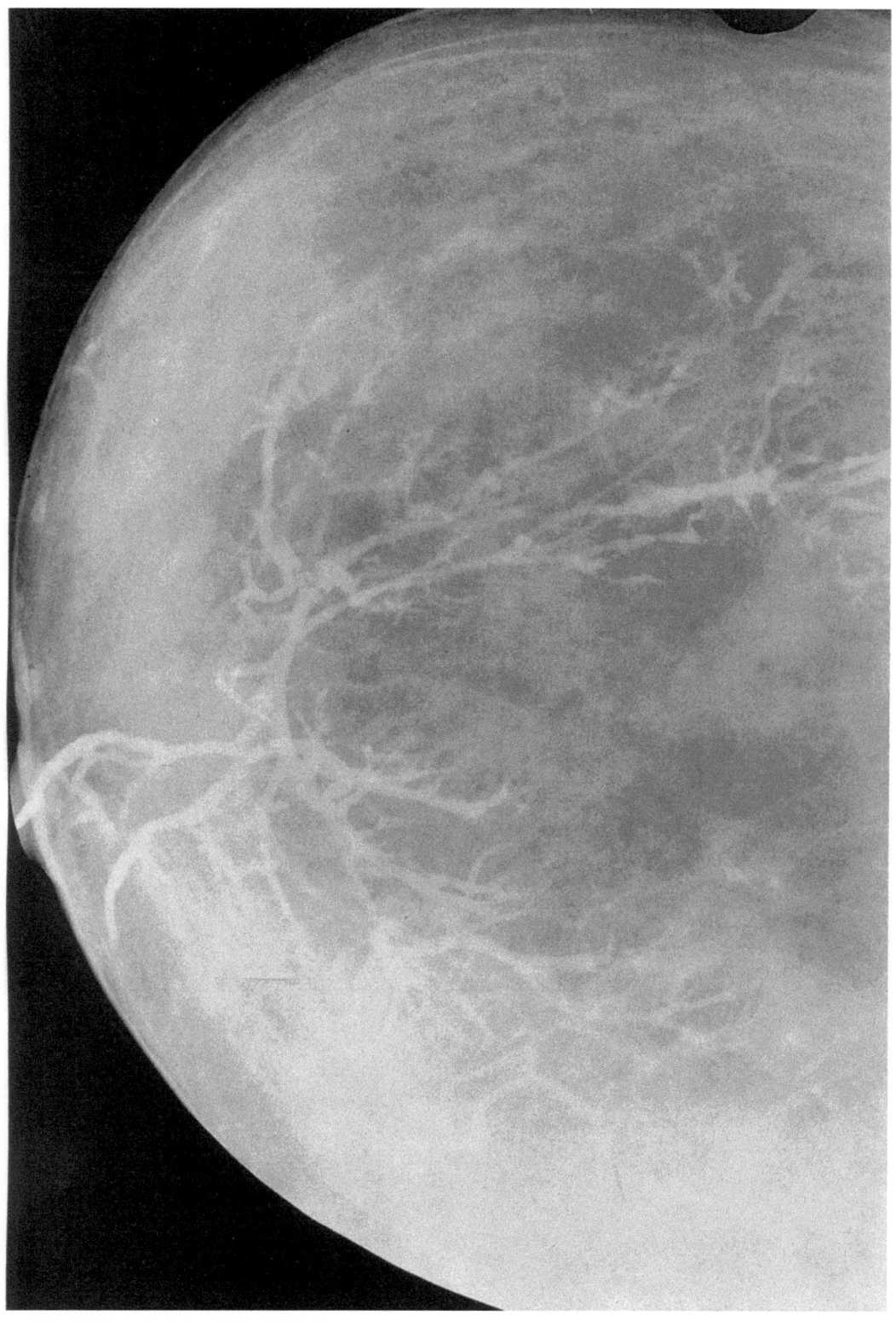

M 6
Abb. 50

Diagnose:

Sekretorische Erkrankungen.
The secretory disease. / La maladie sécrétante.

Basisdiagnose: (M 0)
Senile Involutionsmamma.
The atrophic breast. / Le sein « clair »

4. Intraduktales Karzinom.
The duct cell cancer. / Le comédo-carcinome.

Kriterien: positiv

a_2) einseitig

    unilateral / unilatéral

b_3) gefäßreich

    multiply of the vessels / acroissement des vaisseaux

b_5) besenreiserartig

    opacities with serrated outlines / opacité stellaire

b_7) feingranuläre Verkalkungen

    Punctate calcifications / Des microcalcifications

Galaktographisch: negativ
Contrast mammography / radiographie galactographique
Lymphgefäß: positiv
The duct lymphatic / le canal lymphatique

59jährige Pat.

Röntgenaufnahme der linken Brust in mediolateralem Strahlengang.

The film of the left breast in mediolateral projection. / La radiographie du sein gauche de profil.

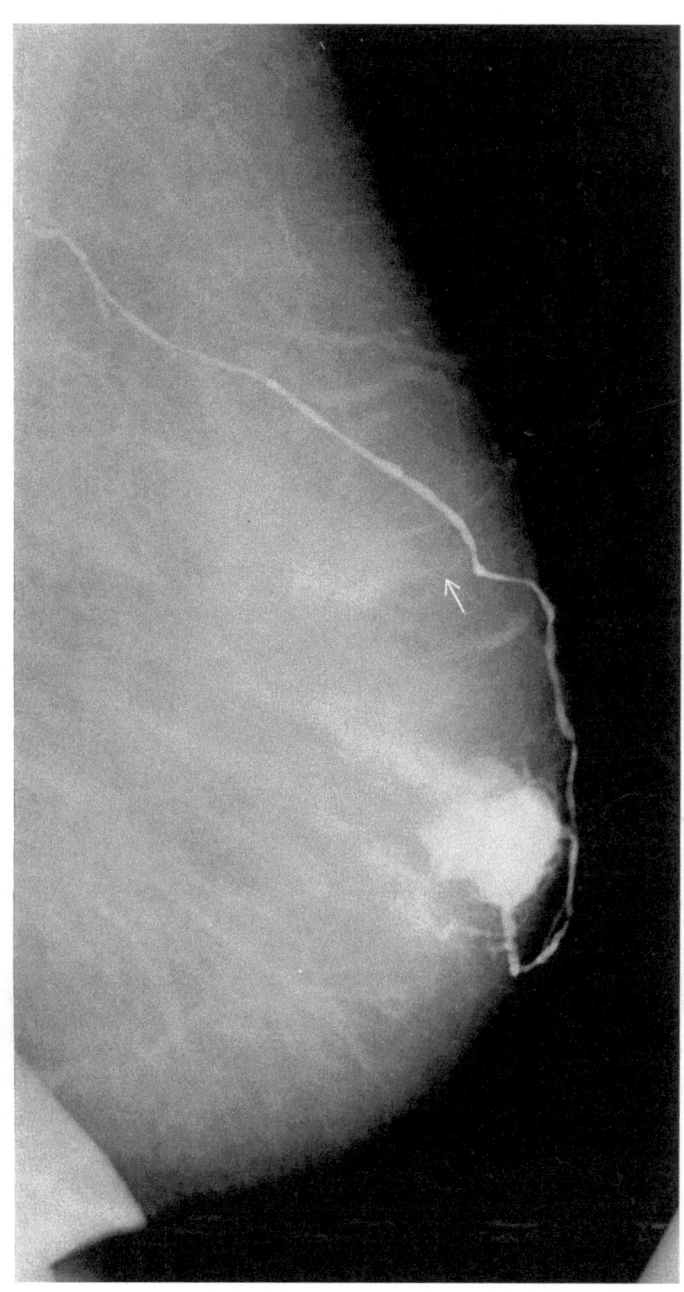

M 6
Abb. 51

M 8   Abb. 52 und 53:

Diagnose:

Vorwiegend zirrhöses Karzinom der rechten Mamma.
The scirrhous carcinoma of the right breast. / Le carcinoma squirrheux du sein droit.

Basisdiagnose: (M 0)

Senile Involutionsmamma.
The atrophic breast. / Le sein atriphique.

Kriterien: positiv

a_2) einseitig
   unilateral / unilatéral

b_2) strukturdicht
   opaque / opaque

c_3) gefäßreich
   multiply of the vessels / acroissement des vaisseaux

b_5) besenreiserartig
   opacities with serrated outlines / opacité stellaire

58jährige Pat.

Röntgenaufnahmen der rechten und linken Brust in kraniokaudalem Strahlengang.
The X-rays-films of the right and left breast in cephalocaudad projection. / La radiographie du sein droit et gauche dans l'incidence cephalo-podale.

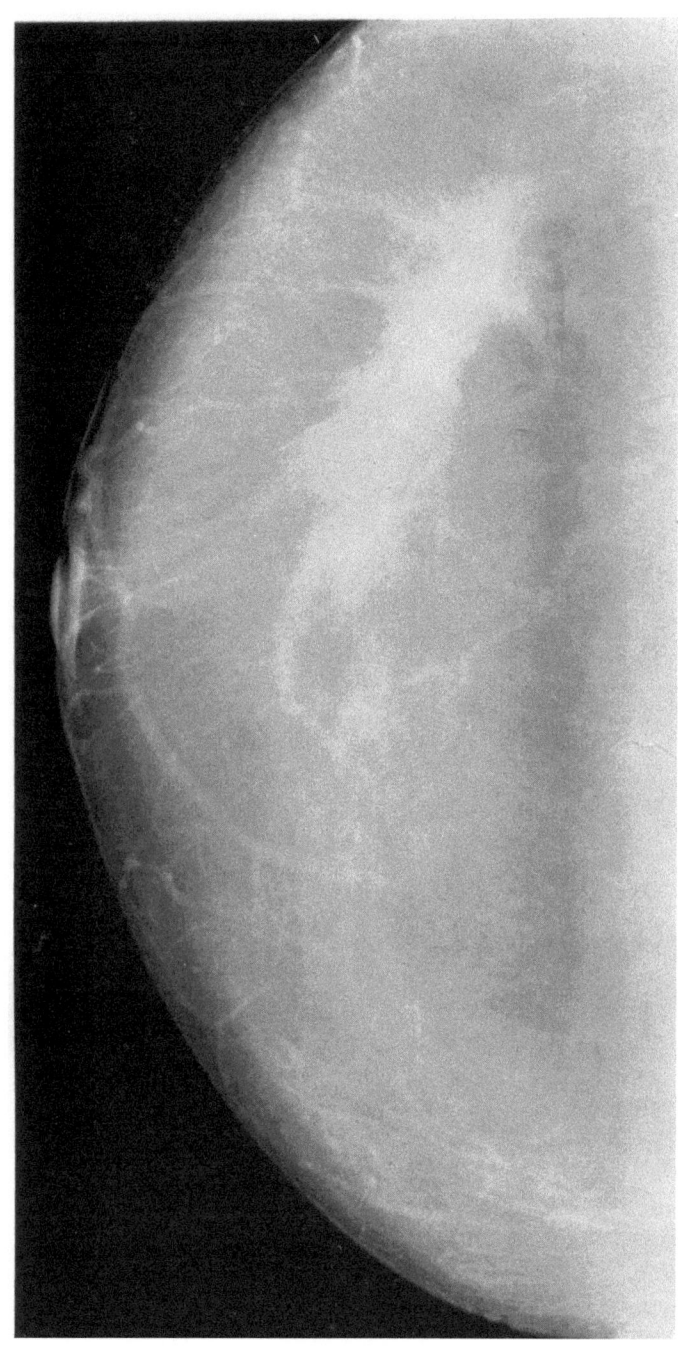

M 8
Abb. 52

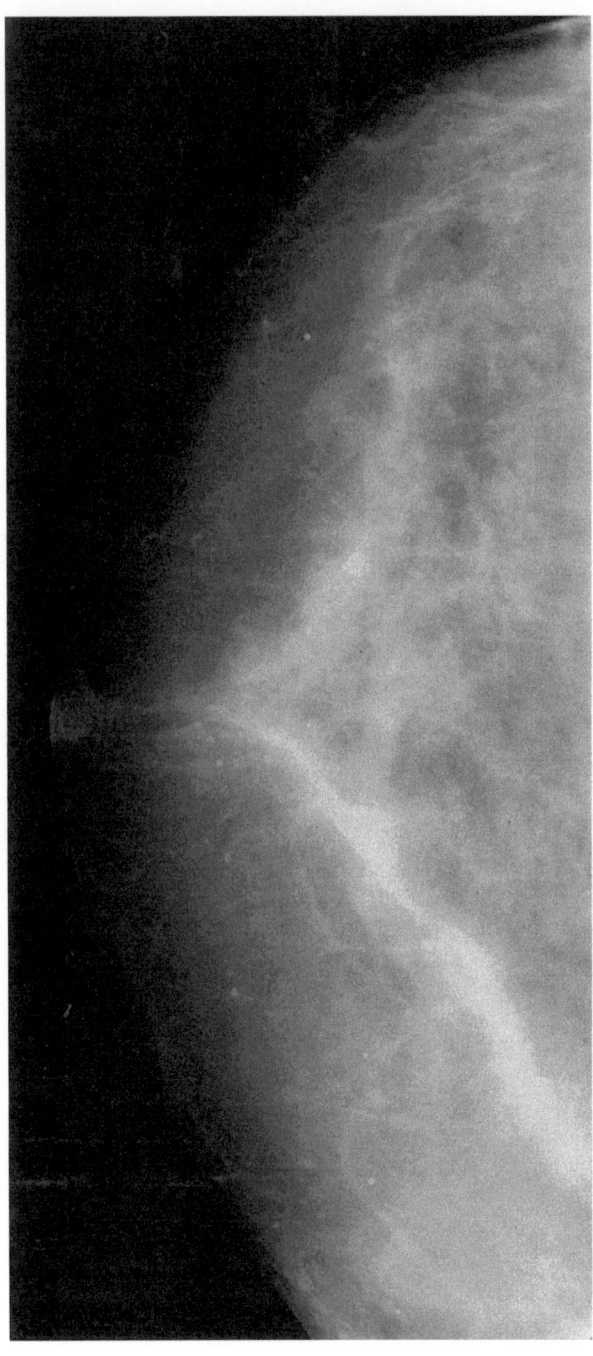

M 8
Abb. 53

M 8   Abb. 54 und 55:

Diagnose:

Doppelseitiges, vorwiegend zirrhöses Karzinom der Mamma.
The bilateral carcinoma of the breast with scirrhous. / Le carcinoma squirrheux bilateral du sein.

Basisdiagnose: (M 0)

Senile Involutionsmamma.
The atrophic breast. / Le sein atrophique.

Kriterien: positiv

b_1) gefügegestört
   irregulary contoured lesion / à contours irréguliers

b_2) strukturdicht
   opaque / opaque

b_3) gefäßreich
   multiply of the vessels / acroissement des vaisseaux

b_5) besenreiserartig
   opacities with serrated outlines / opacité stellaire

b_7) Feingranuläre Verkalkung.
   Punctate calcifications. / Des micro-calcifications.

72jährige Pat.

Röntgenaufnahmen der rechten und linken Brust in mediolateralem Strahlengang.
The films of the right and left breast in mediolateral projection. / La radiographie du sein droit et gauche de profil.

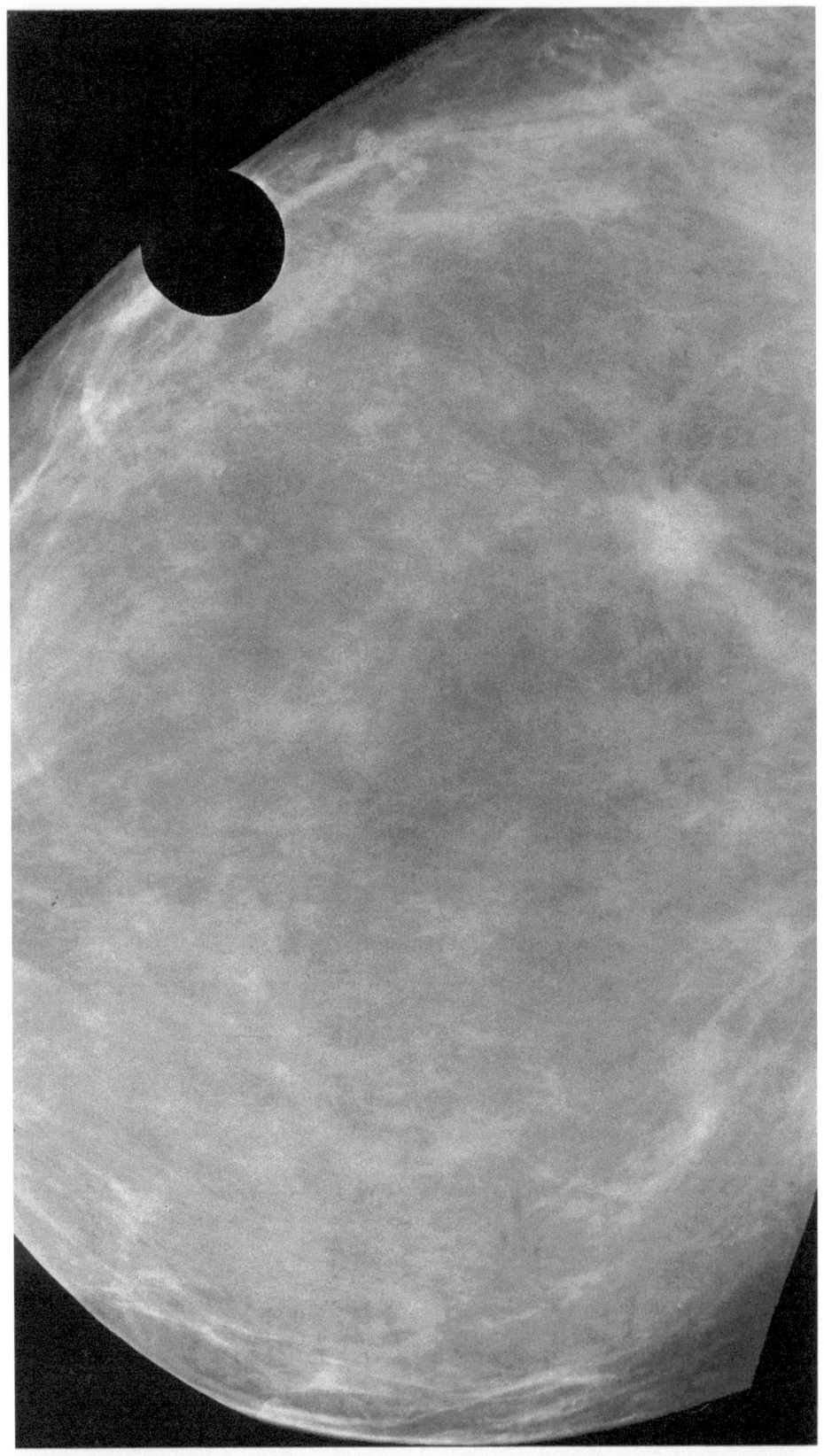

M 8
Abb. 54

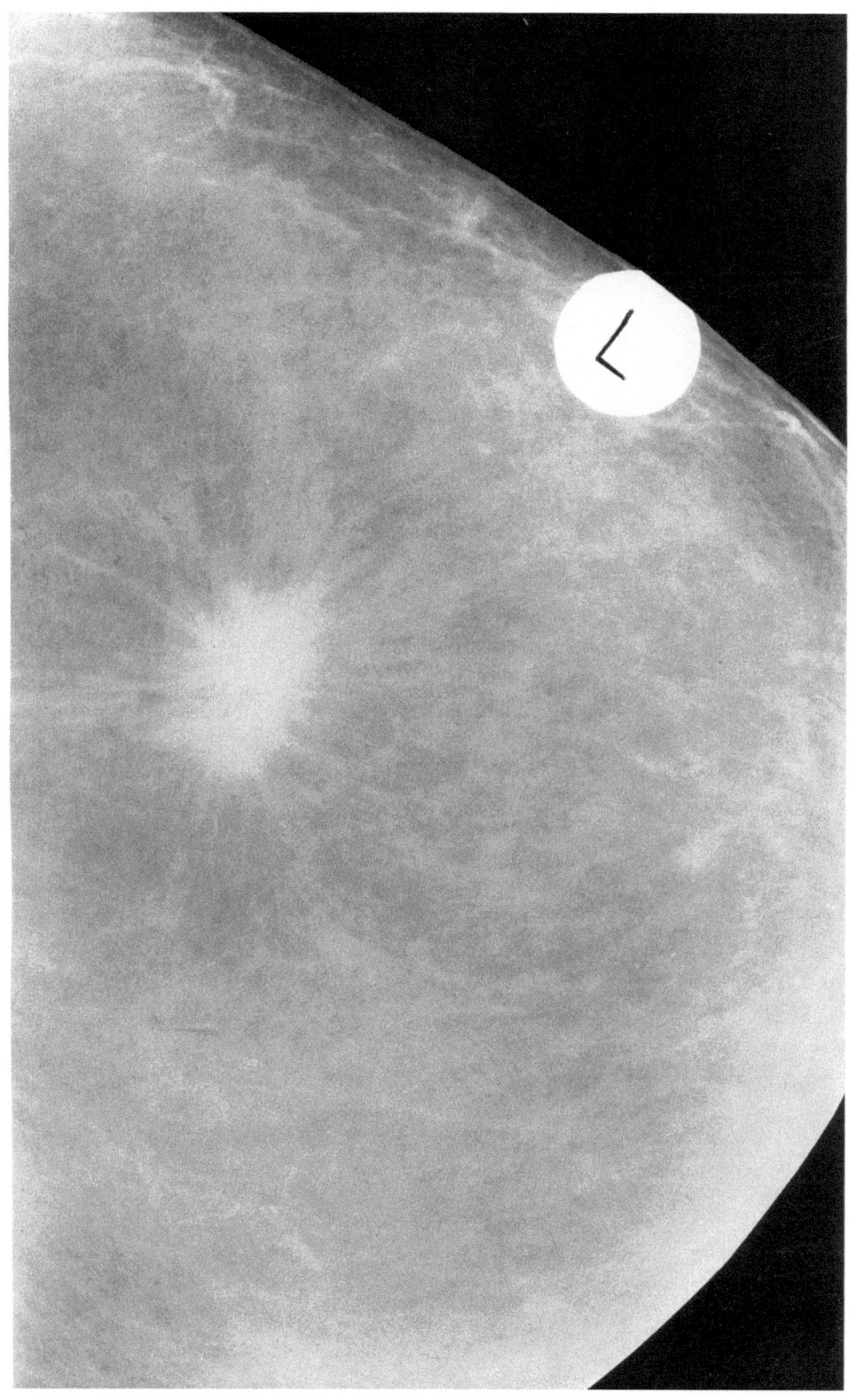

M 8
Abb. 55

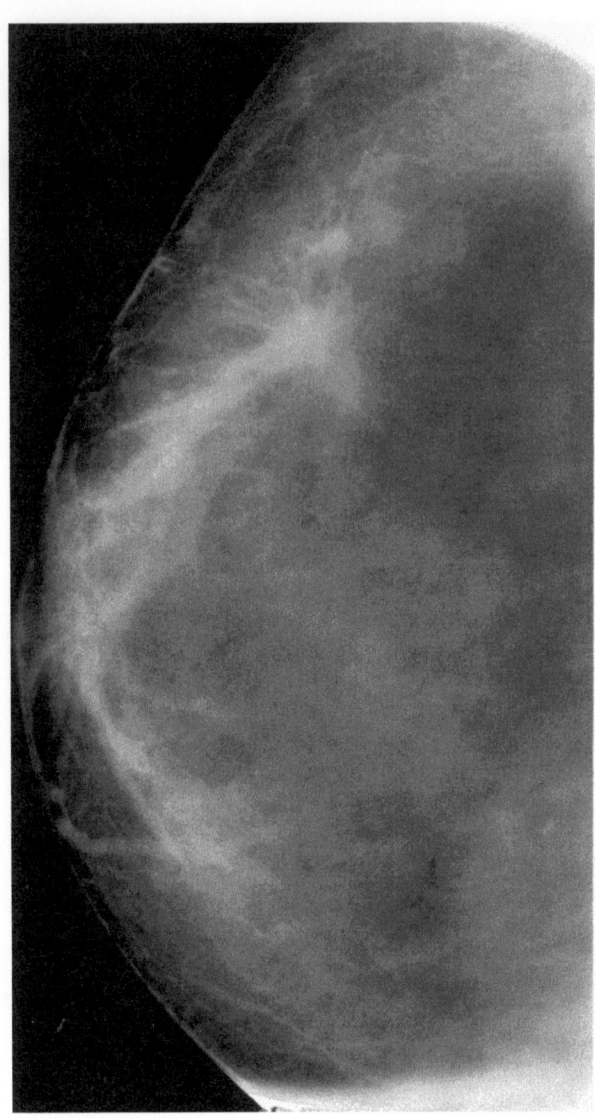

M 8
Abb. 56

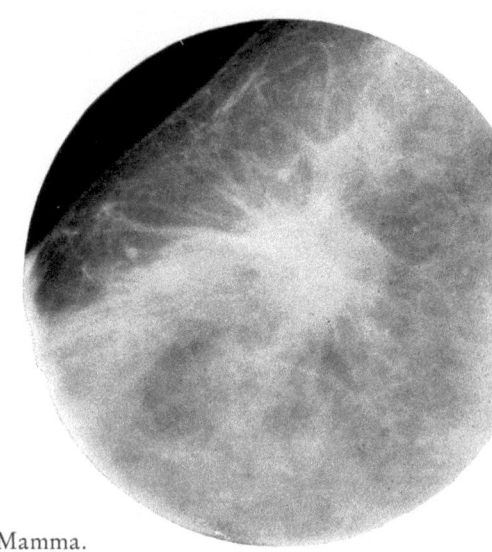

M 8
Abb. 57

M 8   Abb. 56 und 57:

Diagnose:

Vorwiegend zirrhöses Karzinom der rechten Mamma.
The scirrhous carcinoma of the right breast. / Le carcinoma squirrheux du sein droit.

Basisdiagnose: (M 1)

Mammafibrose.
The fibrous involutional breast. / Le sein atrophic trabéculaire.

Kriterien: positiv

a_2) einseitig
unilateral / unilatéral

a_3) Mammillenretraktion.
Retraction of the nipple. / Rétraction du mamelon.

b_1) gefügegestört
irregulary contoured lesion / à contours irréguliers

b_2) strukturdicht
opaque / opaque

b_3) gefäßreich
multiply of the vessels / acroissement des vaisseaux

b_5) besenreiserartig
opacities with serrated outlines / opacité stellaire

b_7) Feingranuläre Verkalkung.
Punctate calcifications. / Des micro-calcifications.

48jährige Pat.

Röntgenaufnahmen der rechten Brust in mediolateralem Strahlengang sowohl als Übersichtsaufnahme und als ausgeblendete Aufnahme.

The X-rays-films of the right breast in mediolateral projection — in full and selected view / La radiographie du sein droit de profil et centrée.

M 8 Abb. 58 bis 61:

Diagnose:

Vorwiegend zirrhöses Karzinom der linken Mamma.

The scirrhous carcinoma of the left breast. / Le carcinoma squirrheux du sein gauche.

Basisdiagnose: (M 4 / M 1)

Fibrozystische Mastopathie mit Sklerose.

Mazoplasia cystica with sclerosis. / La dystrophie fibrokystique plus scléreuse.

Kriterien: positiv

a_2) einseitig
   unilateral / unilatéral

b_1) gefügegestört
   irregulary contoured lesion / à contours irreguliers

b_2) strukturdicht
   opaque / opaque

b_3) gefäßreich
   multiply of the vessels / acroissement des vaisseaux

b_5) besenreiserartig
   opacities with serrated outlines / opacité stellaire

43jährige Pat.

Röntgenaufnahmen der rechten und linken Brust in kraniokaudalem und mediolateralem Strahlengang.

The films of the right and left breast in cephalocaudad and mediolateral projection. / La radiographie du sein droit et gauche dans l'incidence cephalopodale et de profil.

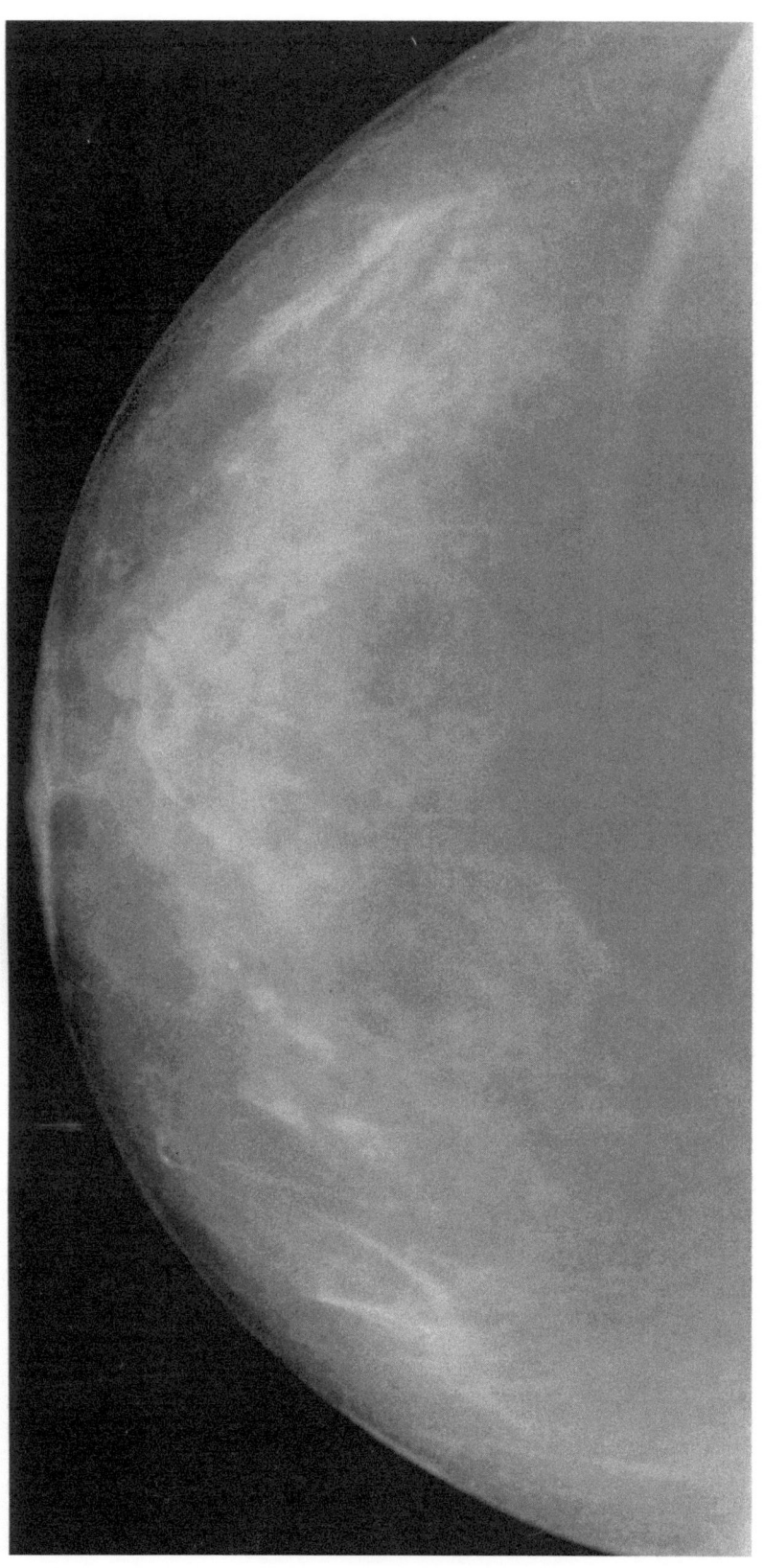

M 8
Abb. 58

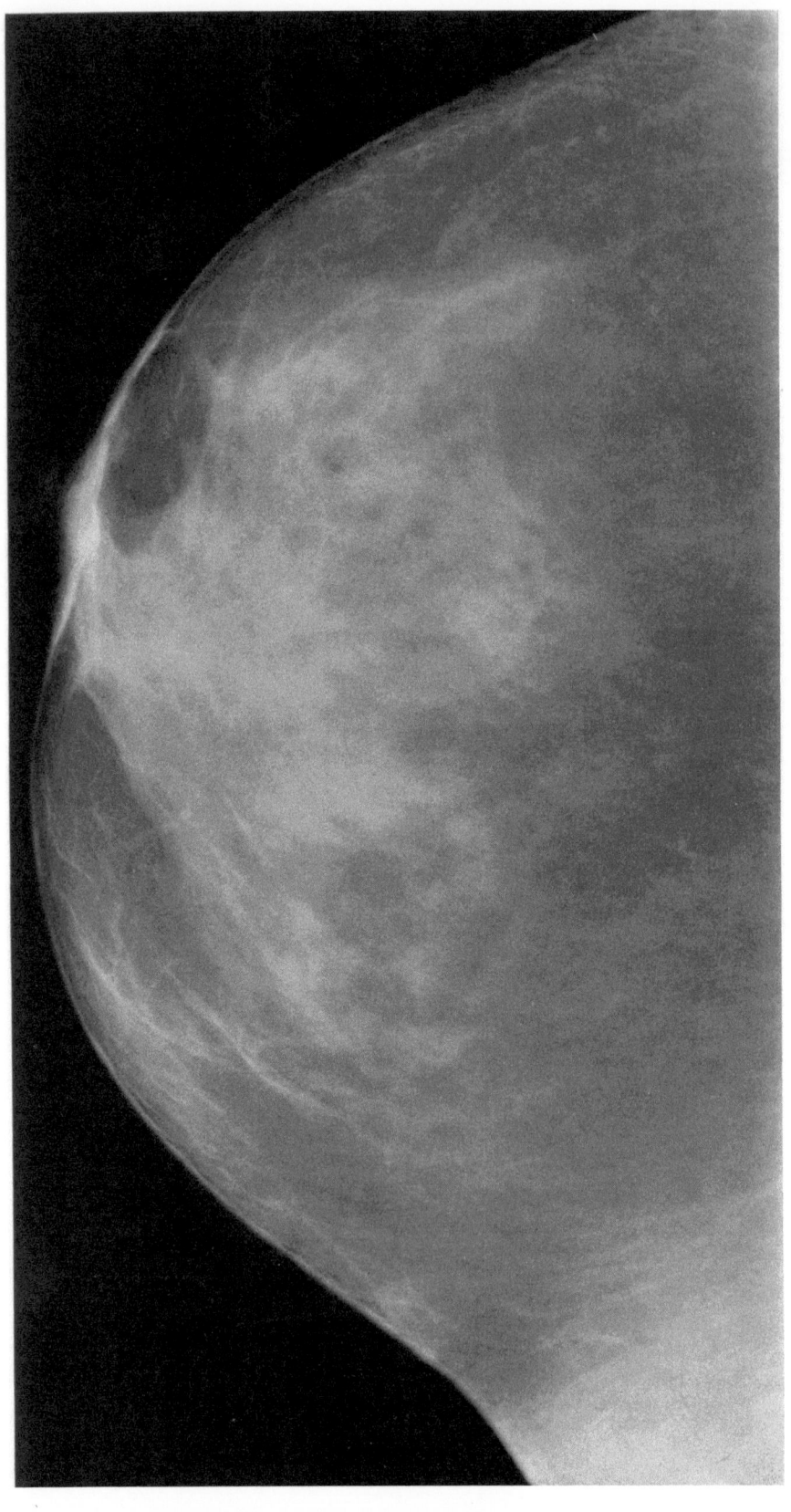

M 8
Abb. 59

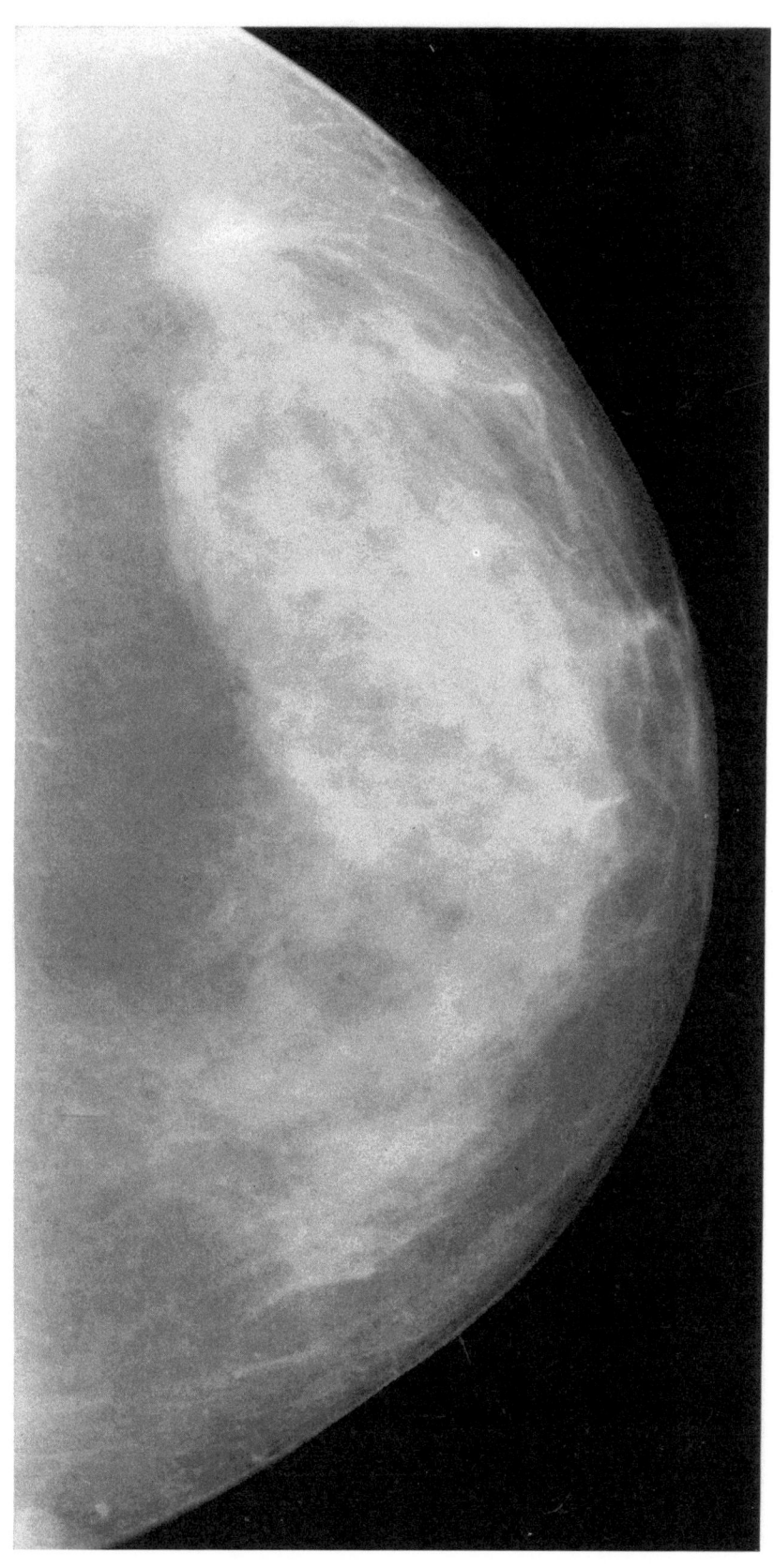

M 8
Abb. 60

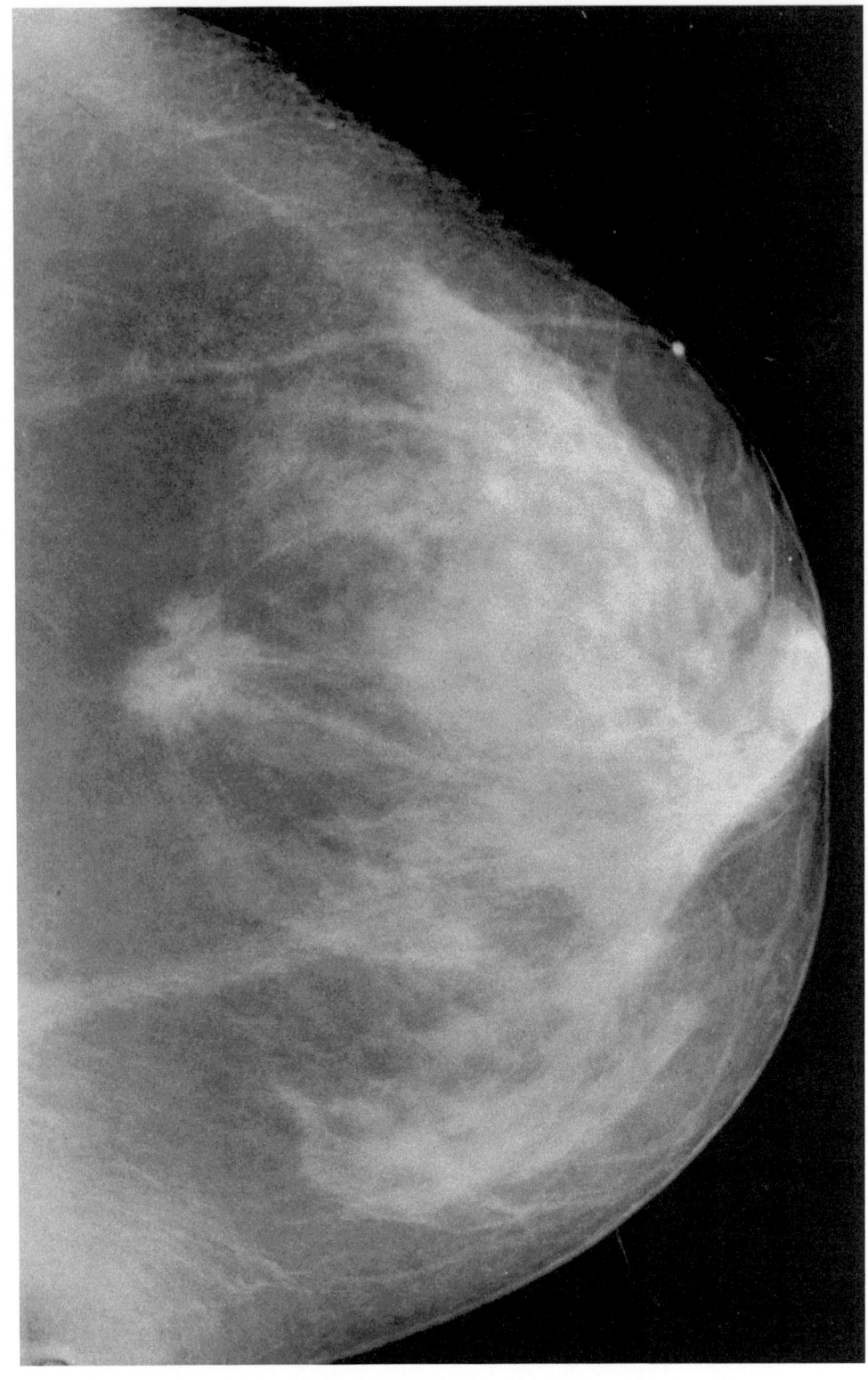

M 8
Abb. 61

M 8   Abb. 62:

Diagnose:

Linksseitiges Mammakarzinom vom gemischt-histologischen Typ.

The infiltrating lobular carcinoma of the left breast. / Le cancer mammaire glandulaire atypique.

Basisdiagnose:

Fibröse Involutionsmamma. (M 1)

The fibrous involutional breast. / Le atrophic sein trabéculaire.

Kriterien: positiv

a_1) Regel nach *Leborgne*.

The difference in diameter on palpation and on X-ray film. / La différence de volume clinique et d'opacité radiologique.

a_2) einseitig

unilateral / unilatéral

b_1) gefügegestört

irregulary contoured lesion / à contours irreguliers

b_2) strukturdicht

opaque / opaque

b_3) gefäßreich

multiply of the vessels / acroissement des vaisseaux

b_4) Reißnagelphänomen nach *Baclesse*.

Thickning of the skin. / Cancer mammaire sous-jacent.

b_7) Feingranuläre Verkalkung.

Punctate calcifications. / Des microcalcifications.

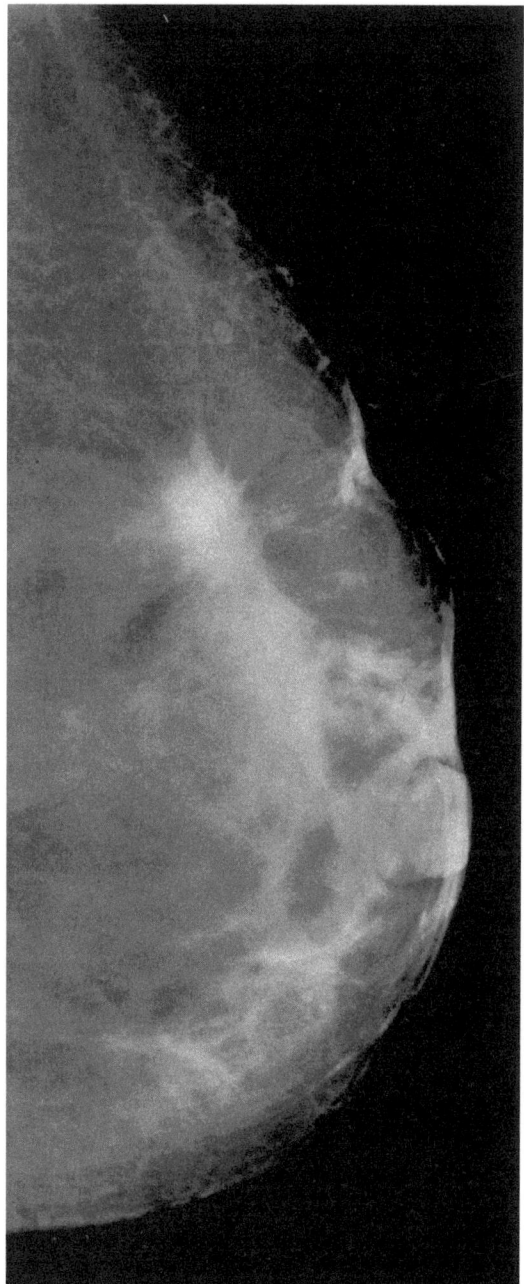

M 8
Abb. 62

51jährige Pat.

Röntgenaufnahme der linken Brust in mediolateralem Strahlengang.

The film of the left breast in mediolateral projection. / La radiographie du sein gauche de profil.

M 8 Abb. 63 und 64:

Diagnose:

Vorwiegend medulläres Karzinom der rechten Mamma.

The medullary cancer of the right breast. / Le cancer encéphaloïde du sein gauche.

Basisdiagnose: (M 0)

Senile Involutionsmamma mit beidseitiger Gefäßverkalkung.

The atrophic breast with bilateral calcified vessels. / Le sein atrophique avec des vaisseaux calcifiés bilatérals.

Kriterien: positiv

a_1) Regel nach *Leborgne*.
  The difference in diameter on palpation and on X-ray film. / La différence de volume clinique et d'opacité radiologique.

a_2) einseitig
  unilateral / unilatéral

b_2) strukturdicht
  opaque / opaque

b_4) Reißnagelphänomen nach *Baclesse*.
  Skin retraction. / Cancer mammaire sousjacent.

b_6) Polyzyklische Verschattung.
  The globoid silhouette. / Opacité multinodulaire.

59jährige Pat.

Röntgenaufnahmen der rechten und linken Brust in mediolateralem Strahlengang.

The films of the right and left breast in mediolateral projection. / La radiographie du sein droit et gauche de profil.

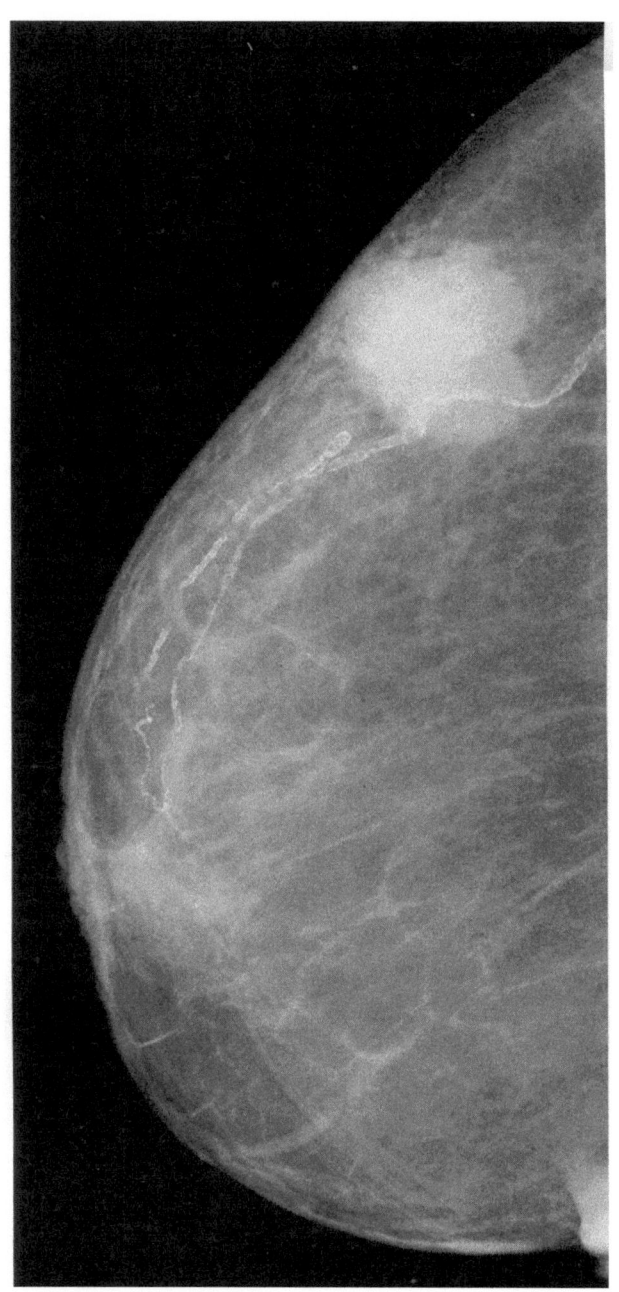

M 8
Abb. 63

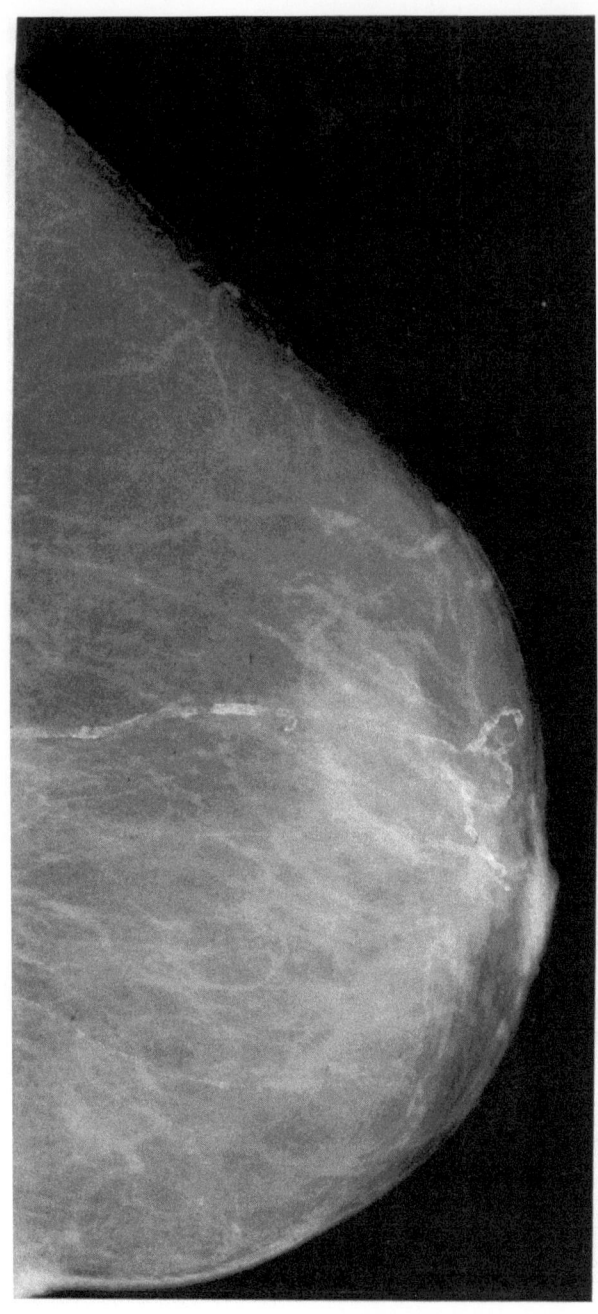

M 8
Abb. 64

M 8 Abb. 65:

Diagnose:

Vorwiegend medulläres Karzinom der linken Mamma.

The medullary carcinoma of the left breast. / Le cancer encéphaloïde du sein gauche.

Basisdiagnose: (M 1)

Fibröse Involutionsmamma.

The fibrous involutional breast. / Le sein atrophic trabéculaire.

Kriterien: positiv

a_1) Regel nach *Leborgne.*
   The difference in diameter on palpation and on X-ray film. / La différence de volume clinique et d'opacité radiologique.

a_2) einseitig
   unilateral / unilatéral

a_3) Einziehung der Mammille.
   The retraction of the nipple. / Le retraction du mamelon.

b_1) gefügegestört
   irregulary contoured lesion / à contours irreguliers

b_2) strukturdicht
   opaque / opaque

b_3) gefäßreich
   multiply of the vessels / acroissement des vaisseaux

b_5) besenreiserartig
   opacities with serrated outlines / opacité stellaire

b_6) Polyzyklische Verschattung.
   The globoid silhoutte. / Opacité multinodulaire.

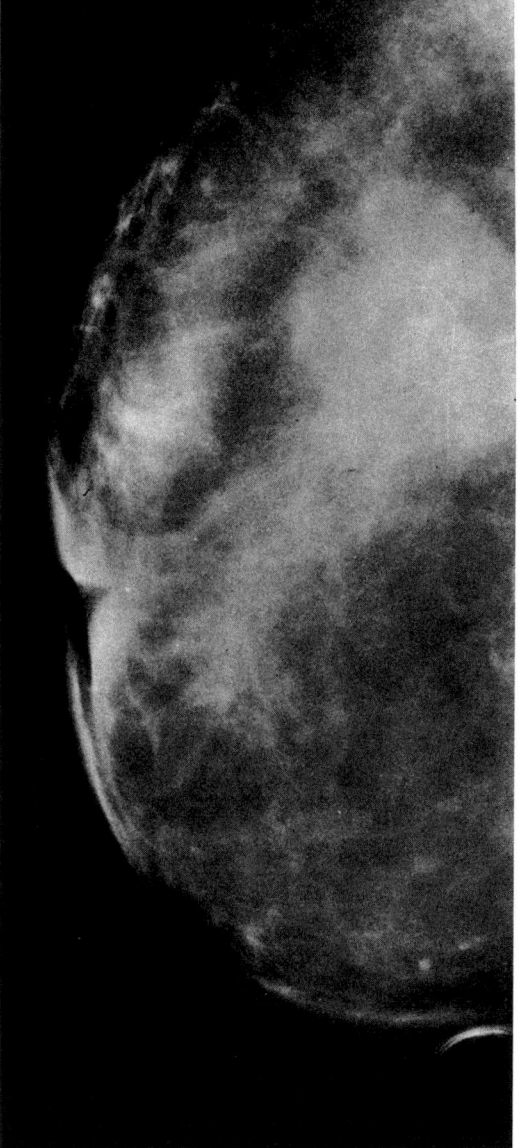

M 8
Abb. 65

67jährige Pat.

Röntgenaufnahme der linken Brust in mediolateralem Strahlengang.

The film of the left breast in mediolateral projection. / La radiographie du sein gauche de profil.

M 8 Abb. 66 und 67:

Diagnose:

Vorwiegend medulläres Karzinom der linken Mamma, nach 21 Monaten auch der kontralateralen Seite.

The medullary cancer of the left breast, after 21 months also of the right breast. / Le cancer encéphaloïde du sein gauche, après 21 mois aussi du sein contralatéral.

Basisdiagnose: (M 1)

Fibröse Involutionsmamma.

The fibrous involutional breast. / Le sein atrophique trabéculaire.

Kriterien: positiv

a_1) Regel nach *Leborgne*.
The difference in diameter on palpation and on X-ray film. / La différence de volume clinique et d'opacité radiologique.

a_2) einseitig
unilateral / unilatéral

b_2) strukturdicht
opaque / opaque

b_3) gefäßreich
multiply of the vessels / acraissement des vaisseaux

b_6) Polyzyklische Verschattung.
The globoid silhouette. / Opacité multinodulaire

50jährige Pat.

Röntgenaufnahmen der rechten und linken Brust in mediolateralem Strahlengang.

The films of the right and left breast in mediolateral projection. / La radiographie du sein droit et gauche de profil.

M 8
Abb. 66

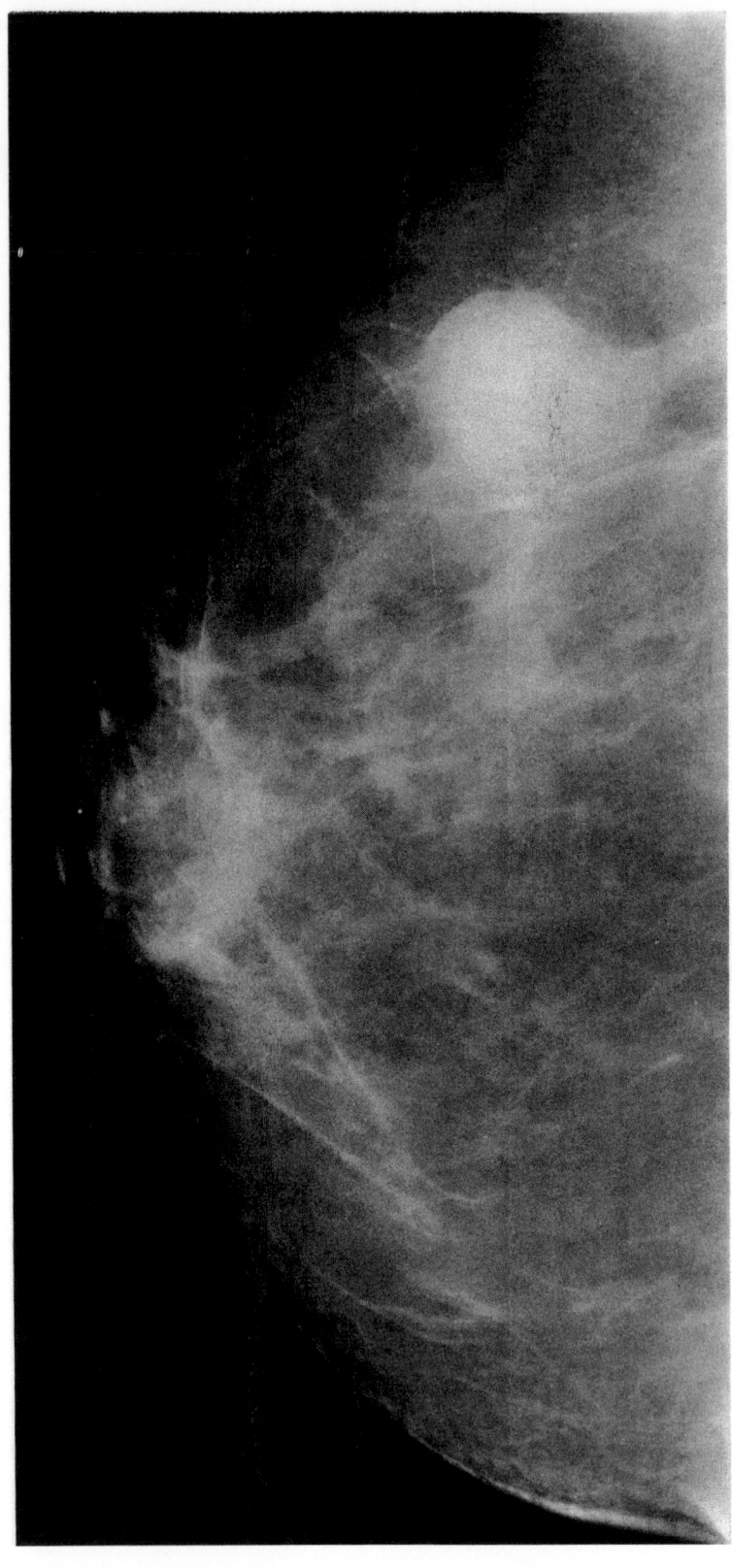

M 8
Abb. 67

M 8   Abb. 68 und 69:

Diagnose:

Vorwiegend medulläres Karzinom der rechten Mamma.
The medullary cancer of the right breast. / Le carcinoma encéphaloïde du sein droit.

Basisdiagnose: (M 42)

Fibroplastische Mastopathie.
The mazoplasia fibrosa. / La dystrophie fibroparenchymateuse.

Kriterien: positiv

a_2) einseitig
   unilateral / unilatéral

b_1) gefügegestört
   irregulary contoured lesion / à contours irreguliers

b_6) Polyzyklische Verschattung.
   The globoid silhouette. / L'opacité multinodulaire.

58jährige Pat.

Röntgenaufnahmen der rechten und linken Brust in mediolateralem Strahlengang.
The films of the right and left breast in mediolateral projection. / La radiographie du sein droit et gauche de profil.

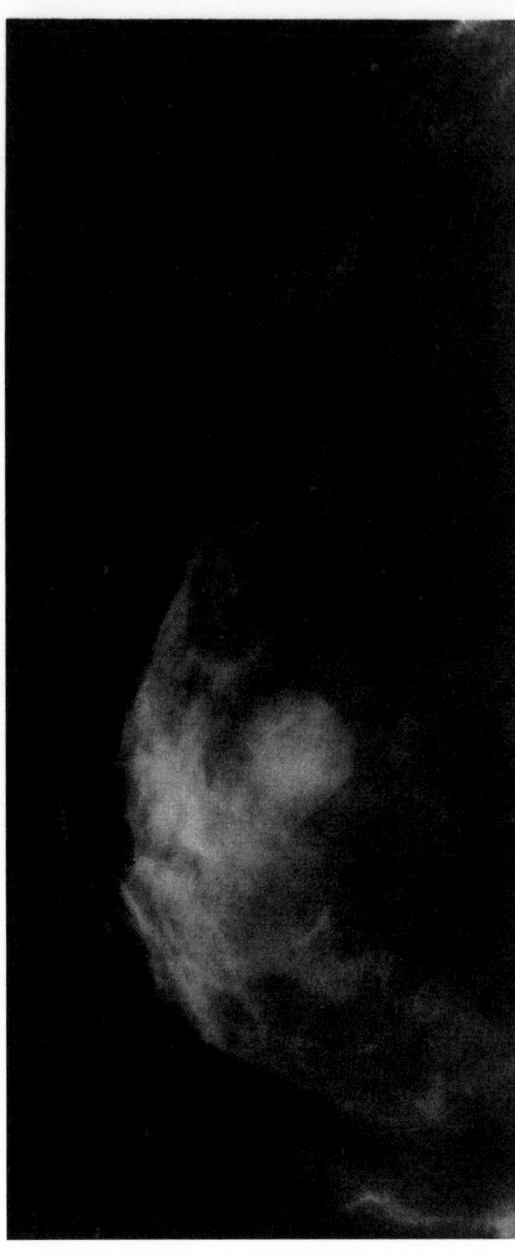

M 8
Abb. 68

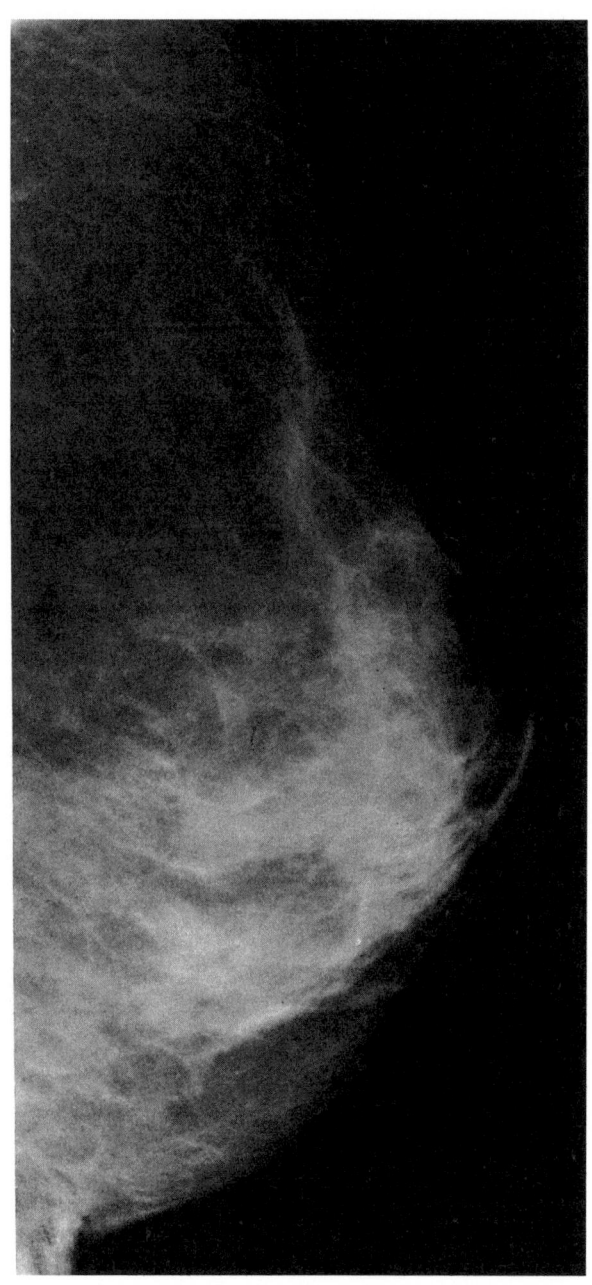

M 8
Abb. 69

M 8 Abb. 70 und 71:

Diagnose:

Vorwiegend medulläres Karzinom der linken Mamma.

The medullary cancer of the left breast. / Le carcinoma encéphaloïde du sein gauche.

Basisdiagnose: (M 5)

Kleinzystische Degeneration mit Sklerose.

The mastopathy of cysts. / La dystrophie polykystique.

Kriterien: positiv

a_1) Regel nach *Leborgne.*

The difference in diameter on palpation and on X-ray film. / La différence de volume clinique et d'opacité radiologique.

a_2) einseitig

unilateral / unilatéral

b_0) Polyzyklische Verschattung.

The globoid silhouette. / L'opacité multinodulaire.

45jährige Pat.

Röntgenaufnahmen der rechten und linken Brust in kraniokaudalem Strahlengang.

The films of the right and left breast in cephalocaudad projection. / La radiographie du sein droit et gauche dans l'incidence cephalo-podale.

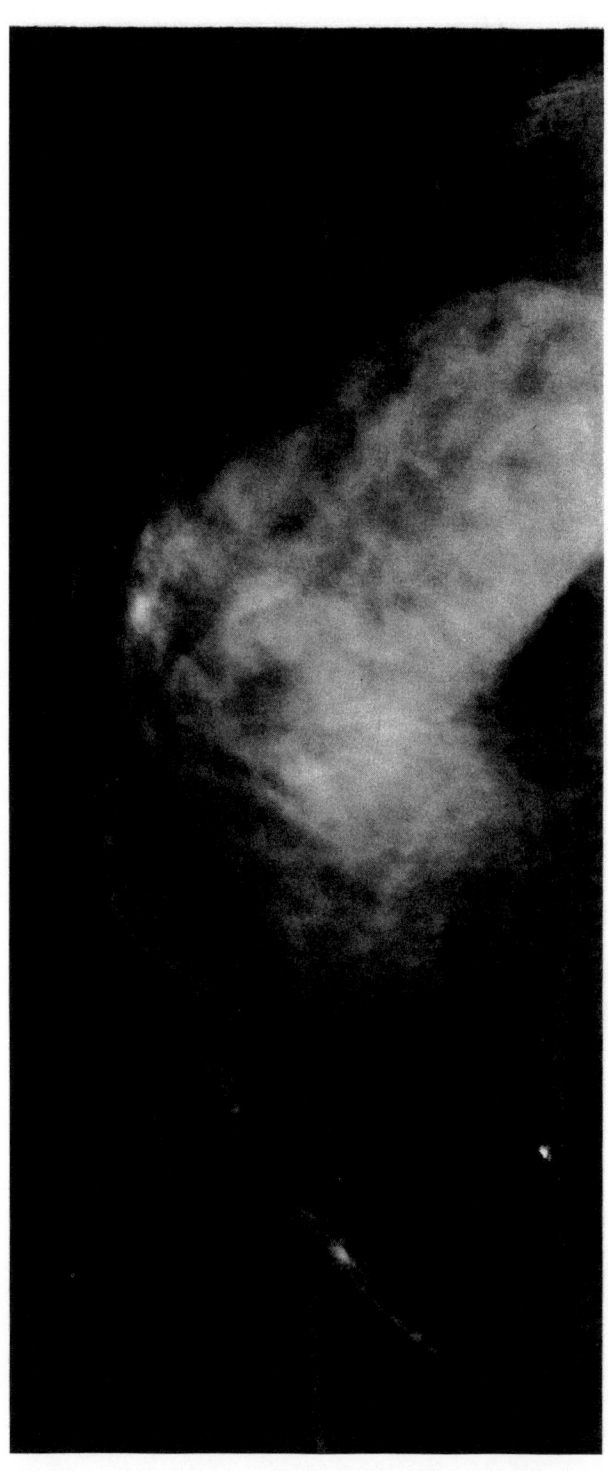

M 8
Abb. 70

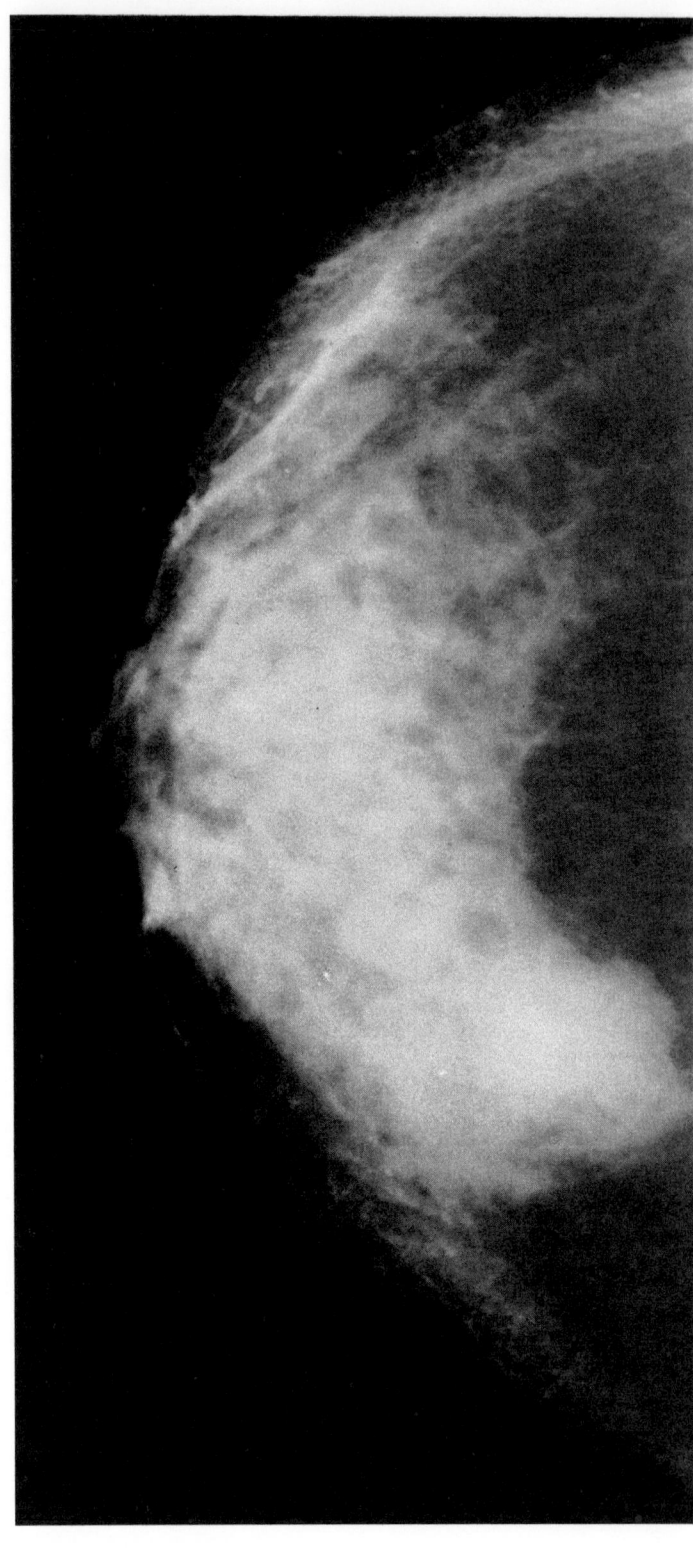

M 8
Abb. 71

M 8   Abb. 72 und 73:

Diagnose:

Lobuläres Karzinom der rechten Mamma. ←
The lobular carcinoma of the right breast. / Le carcinoma lobulaire du sein droit.

Basisdiagnose: (M 2 / M 4)

Zyklusabhängiger, adulter Drüsenkörper mit isolierter Solitärzyste retromamillär.
The normal glandular breast with solitary cyst. / Le sein normal de saison cyclique avec une kyste solitaire.

Kriterien: positiv

a_2) einseitig
   unilateral / unilatéral

b_1) gefügegestört
   irregulary contoured lesion / à contours irreguliers

b_5) besenreiserartig
   opacities with serrated outlines / Opacité stellaire

b_7) feingranuläre Verkalkungen
   Punctate calcifications / Des microcalcifications

36jährige Pat.

Röntgenaufnahme der rechten Brust in kraniokaudalem und mediolateralem Strahlengang.
The films of the right breast in cephalocauded and medioliteral projection. / La radiographie du sein droit dans l'incidence cranio-pédale et de profil.

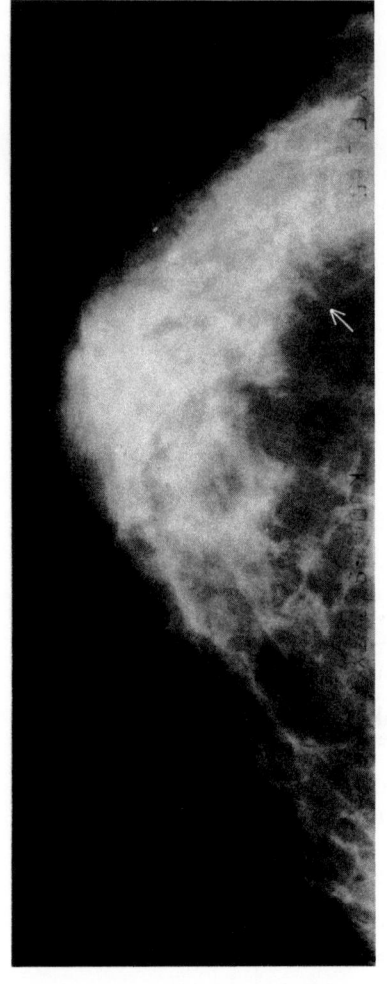
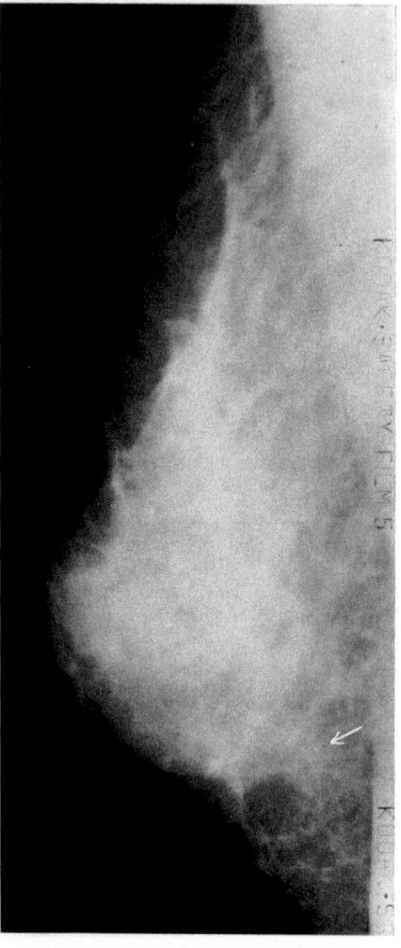

M 8
Abb. 72

M 8
Abb. 73

M 8 Abb. 74:

Diagnose:

Lymphknotenmetastasen der vorderen Thoraxwand bei vorwiegend solidem Karzinom der rechten Mamma.

The infiltrative cancer of the lymphatic ganglions by the lobular carcinoma of the right breast. / L'adénopathie axillaire du carcinoma solide mammaire.

Kriterien: positiv

Lymphknotenvergrößerung.
Expansion of the lymphatic ganglions. / Le grossissement des nodules lymphatiques.

a_2) einseitig
   unilateral / unilatéral

b_2) strukturdicht
   opaque / opaque

b_3) gefäßreich
   multiply of the vessels / acroissement des vaisseaux

b_6) Polyzyklische Verschattung.
   The globoid silhouette. / L'opacité multinodulaire.

34jährige Pat.

Röntgenaufnahme der rechten Brust in tangentialem Strahlengang.

The film of the right breast in tangential projection. / La radiographie du sein droit de profil centrée.

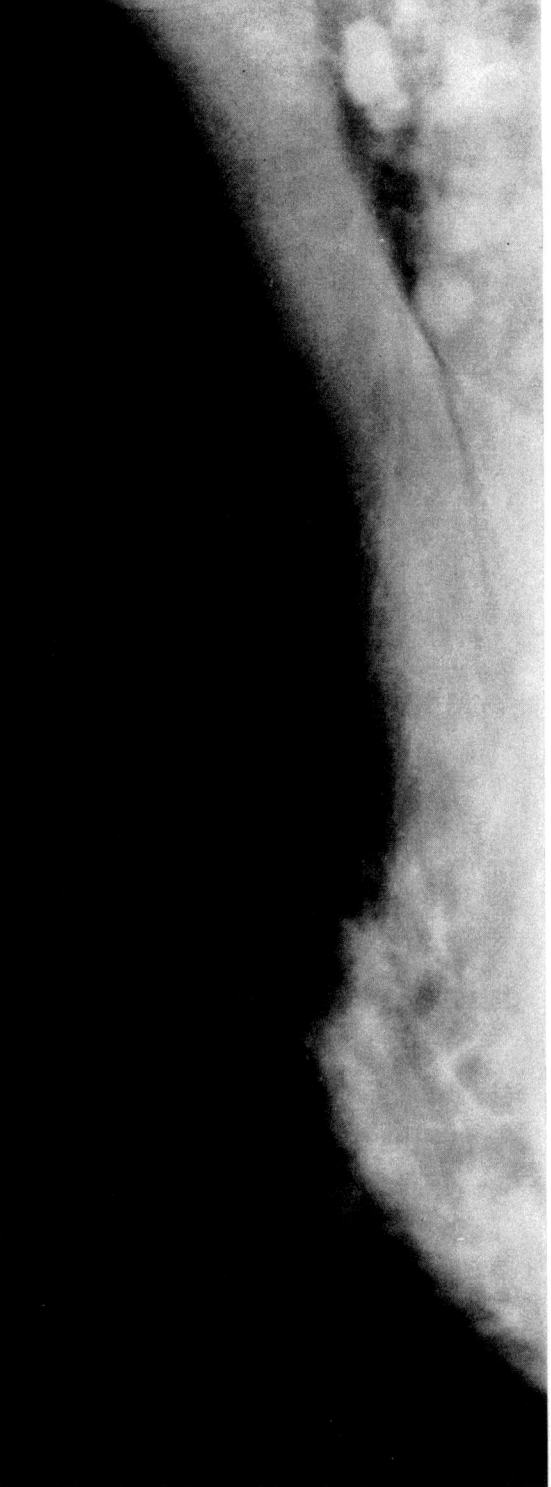

M 8
Abb. 74

152 M 8 Abb. 75:

Diagnose:

Lymphknotenmetastasen der vorderen Thoraxwand bei einem rechtsseitigen Milchgangs-Karzinom.

The infiltrative cancer of the lymphatic ganglions by the infiltrating duct cell cancer of the right breast. / L'adénopathie axillaire du carcinoma de type galactophorique.

Kriterien: positiv

Lymphknotenvergrößerung.
Expansion of the lymphatic ganglions. / Grossissement des nodules lymphatiques axillaires.

a_2) einseitig
 unilateral / unilatéral

b_1) gefügegestört
 irregulary contoured lesion / à contours irreguliers

b_2) strukturdicht
 opaque / opaque

b_7) Feingranuläre Verkalkung.
 Punctate calcifications. / Des micro-calcifications.

53jährige Pat.

Röntgenaufnahme der rechten Brust in tangentialem Strahlengang.

The film of the right breast in tangential projection. / La radiographie du sein droit de profil centrée.

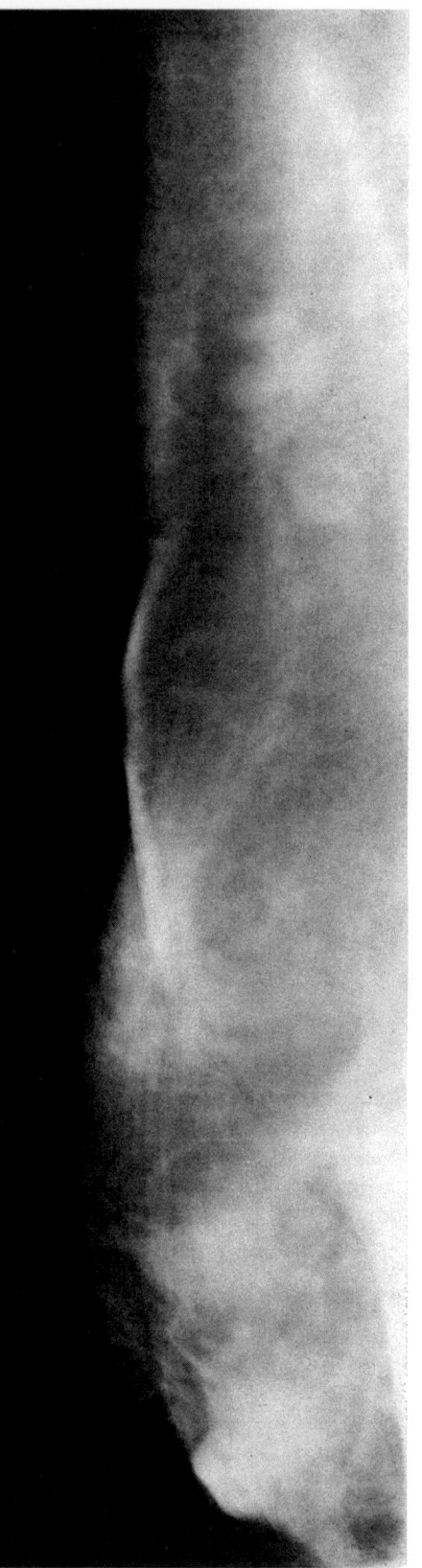

M 8
Abb. 75

M 7 Abb. 76:

Diagnose:

Verdacht auf ein vorwiegend medulläres Karzinom der rechten Mamma.

Suspect of the medullar carcinoma. / Suspect sur une épithelioma medullaire du sein droit.

Basisdiagnose: (M 2 / M 4)

Zyklusabhängiger, adulter Drüsenkörper mit fließendem Übergang zu einer fibrozystischen Dysplasie.

The normal glandular breast with mezoplasia cystica. / Le sein normal de saison cyclique avec des zones de la dystrophie fibrocystiques.

Kriterien: negativ

a_1) Regel nach *Leborgne*

The difference in diameter on palpation and on X-rayfilm. / La difference de volume clinique et d'opacité radiologique.

Kriterien: positiv

a_2) einseitig

unilateral / unilatéral

b_4) Reißnagelphänomen nach *Baclesse*

Skin retraction / cancer mammaire sousjacent

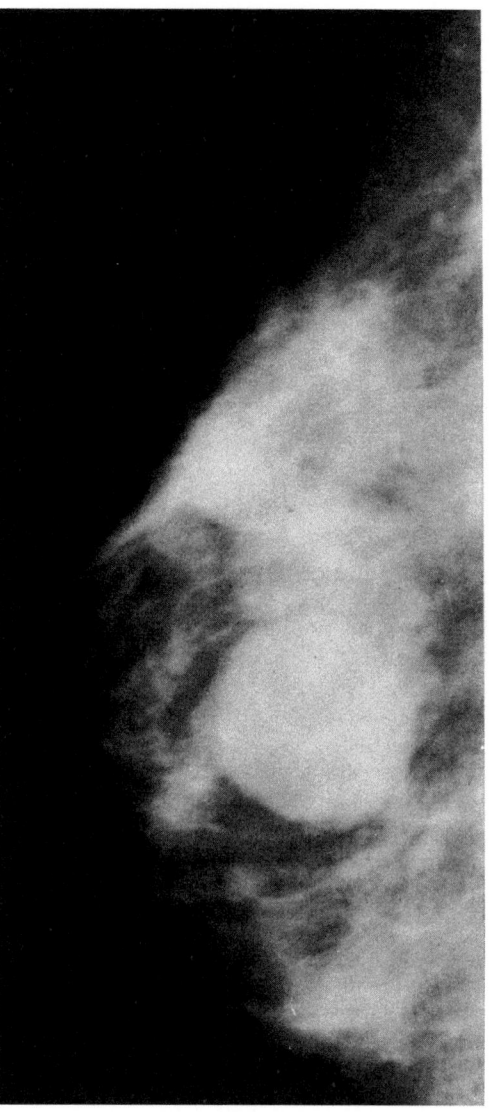

M 7
Abb. 76

47jährige Pat.

Röntgenaufnahme der rechten Brust in mediolateralem Strahlengang.

The film of the right breast in mediolateral projection. / La radiographie du sein droit de profil.

154 M 4—1 Abb. 77:

Diagnose:

Solitärzyste statt medulläres Karzinom.

Solitary cyst and no medullar carcinoma. / Kyste solitaire, pas une épithélioma medullaire.

Kriterien: negativ

a_1) Regel nach *Leborgne*

The difference in diameter on palpation and on X-rayfilm. / La différence de volume clinique et d'opacité radiologique.

b_4) Reißnagelphänomen nach *Baclesse*

Skin retraction. / Cancer mammaire sousjacent.

Kriterien: positiv

a_2) einseitig

unilateral / unilatéral

Gleicher Fall wie Abb. 76

Röntgenaufnahme der rechten Brust in lateromedialem Strahlengang.

The film of the right breast in lateromedial projection. / La radiographie du sein droit dans l'incidence lateromedial.

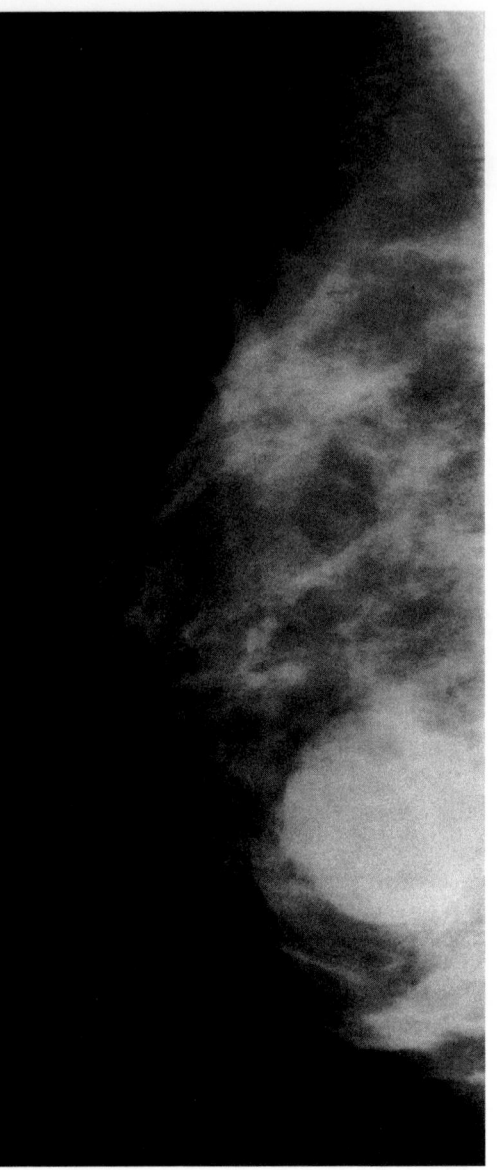

M 4—1
Abb. 77

M 9 / M 4 — 2   Abb. 78 und 79:

Diagnose:

Fibroplastische Mastopathie und Fibroadenome. — Typische Verkalkungsform.

Mazoplasia fibrosa and fibroadenomas. — The characteristic calcifications of the Fibro-adenomas. / La dystrophie fibroparenchymateuse et des adéno-fibromas. — Calcification typique.

43jährige Pat.   —   38jährige Pat.

Röntgenaufnahmen in kraniokaudalem und mediolateralem Strahlengang.
The films in cephalocaudad and mediolateral projection. / La radiographie dans l'incidence cephalo-podale et de profil.

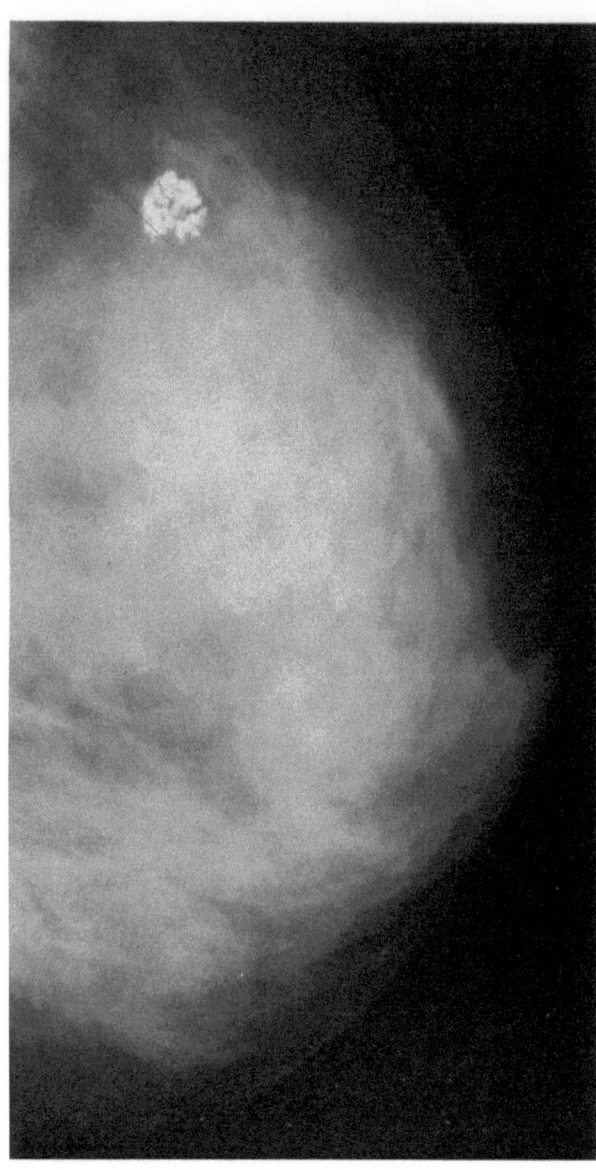

M 9 / M 4 − 2
Abb. 78

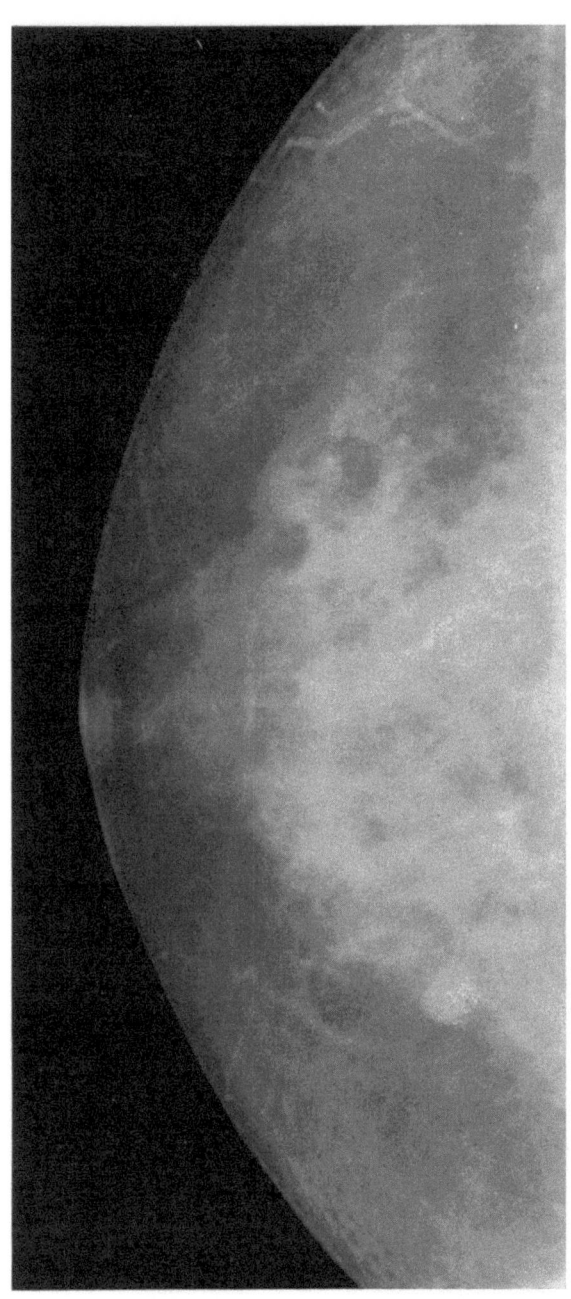

M 9 / M 4 − 2
Abb. 79

M 9 / M 4—1   Abb. 80:

Diagnose:

Fibrozystische Mastopathie und Solitärzysten. — Typische Verkalkungsform.

Mazoplasia cystica and solitary cysts. — The characteristic calcification of the cyst. / La dystrophie fibrokystique et des kystes solitaires. — Calcification circulaire.

60jährige Pat.

Röntgenaufnahme in kraniokaudalem Strahlengang.

The film in cephalocaudad projection. / La radiographie dans l'incidence cephalo-podale.

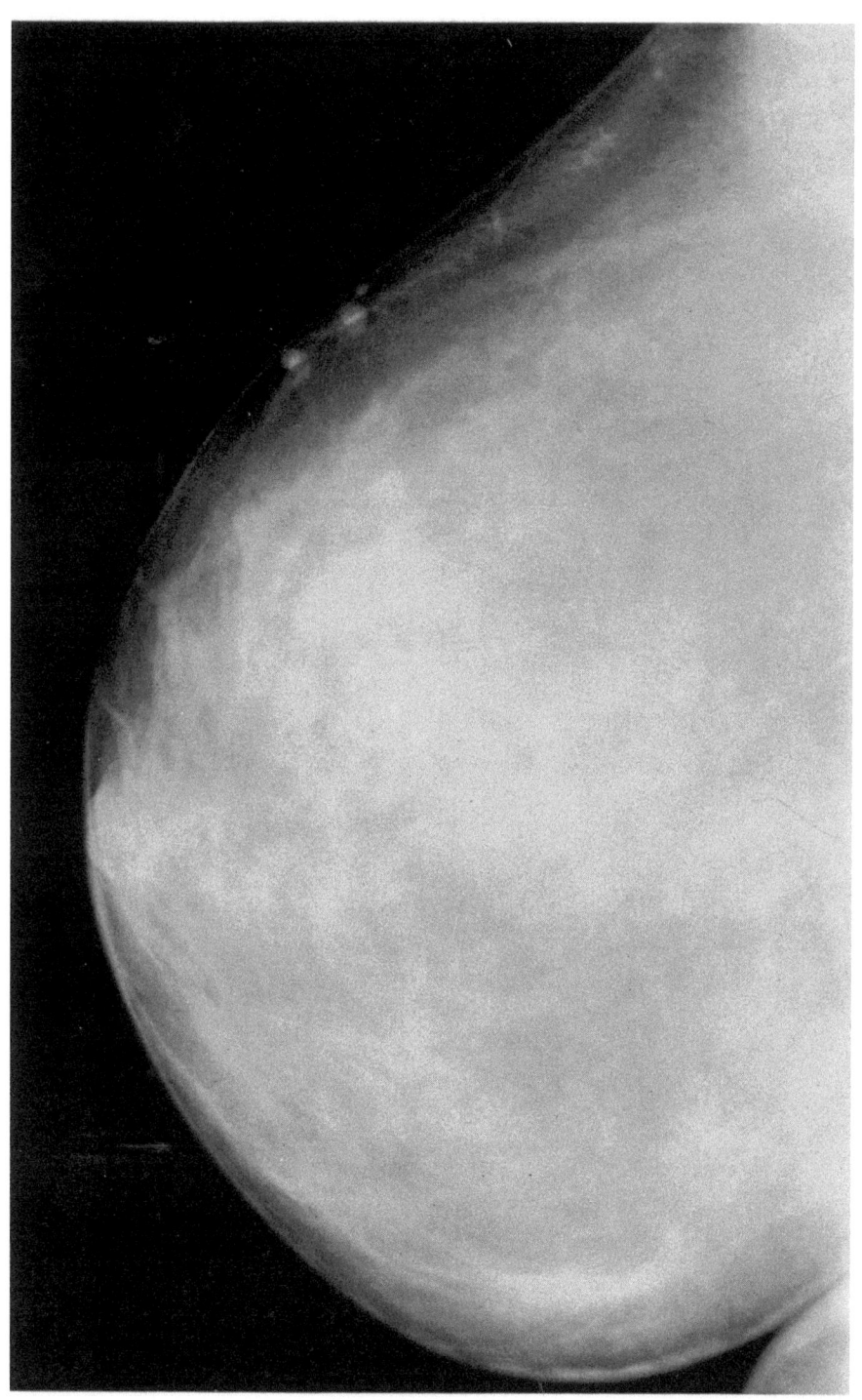

M 9 / M 4 – 1
Abb. 80

M 9 / M 4   Abb. 81:

Diagnose:

Mischform der fibroplastischen und fibrozystischen Mastopathie. — Intraduktale Verkalkungsform.

The type of the multiple dysplasias. — Calcification of the lactiferous ducts. / La combinaison de la dystrophie fibro-parenchymateuse et fibrokystique. — Calcification intracanaliculaire.

49jährige Pat.

Röntgenaufnahme in kraniokaudalem Strahlengang.

The film in cephalocaudad projection. / La radiographie dans l'incidence cephalo-podale.

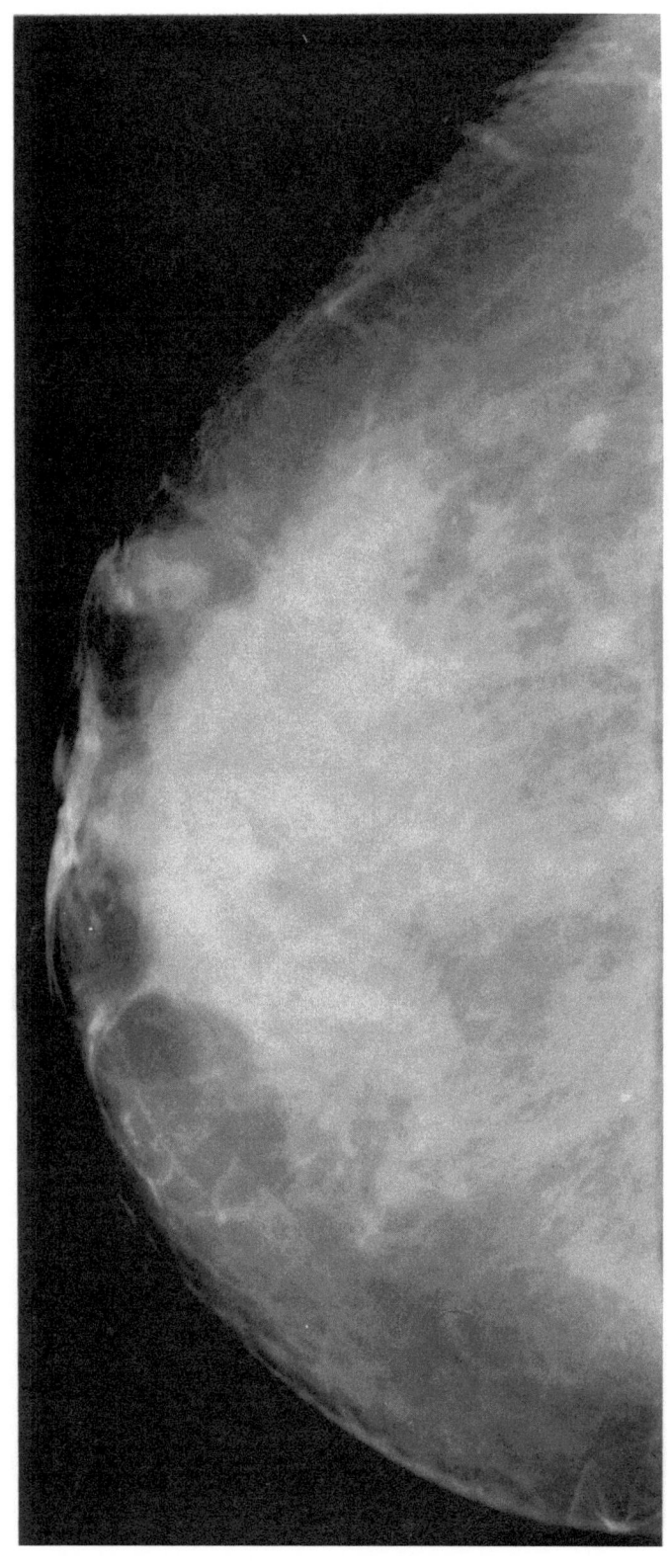

M 9 / M 4
Abb. 81

M 9 / M 1   Abb. 82 und 83:

Diagnose:

Fibröse Involutionsmamma. — Verschiedene Verkalkungsformen.
The fibrous involutional breast. — Different calcifications. / Le sein atrophic trabéculaire. — Calcification différentes.

Kriterien:

1. Intraduktale Verkalkung.
   Calcification of the lactiferous ducts. / Calcification intracanaliculaire.
2. Gefäßverkalkung.
   Calcified vessels. / Vaisseaux calcifiés.
3. Intraduktale Proliferationsverkalkung.
   Calcification of the papillomas. / Calcification des épithélioma intragalctophorique.
4. Regressionsverkalkung.
   Calcification of the fat necroses. / Calcification de la regression cellulaire.
5. Zystenverkalkung.
   Calcified cyst. / Calcification kystique.

63jährige Pat.

Röntgenaufnahmen in kraniokaudalem und mediolateralem Strahlengang.

The film in cephalocaudad and mediolateral projection. / La radiographie dans l'incidence cephalo-podale et de profil.

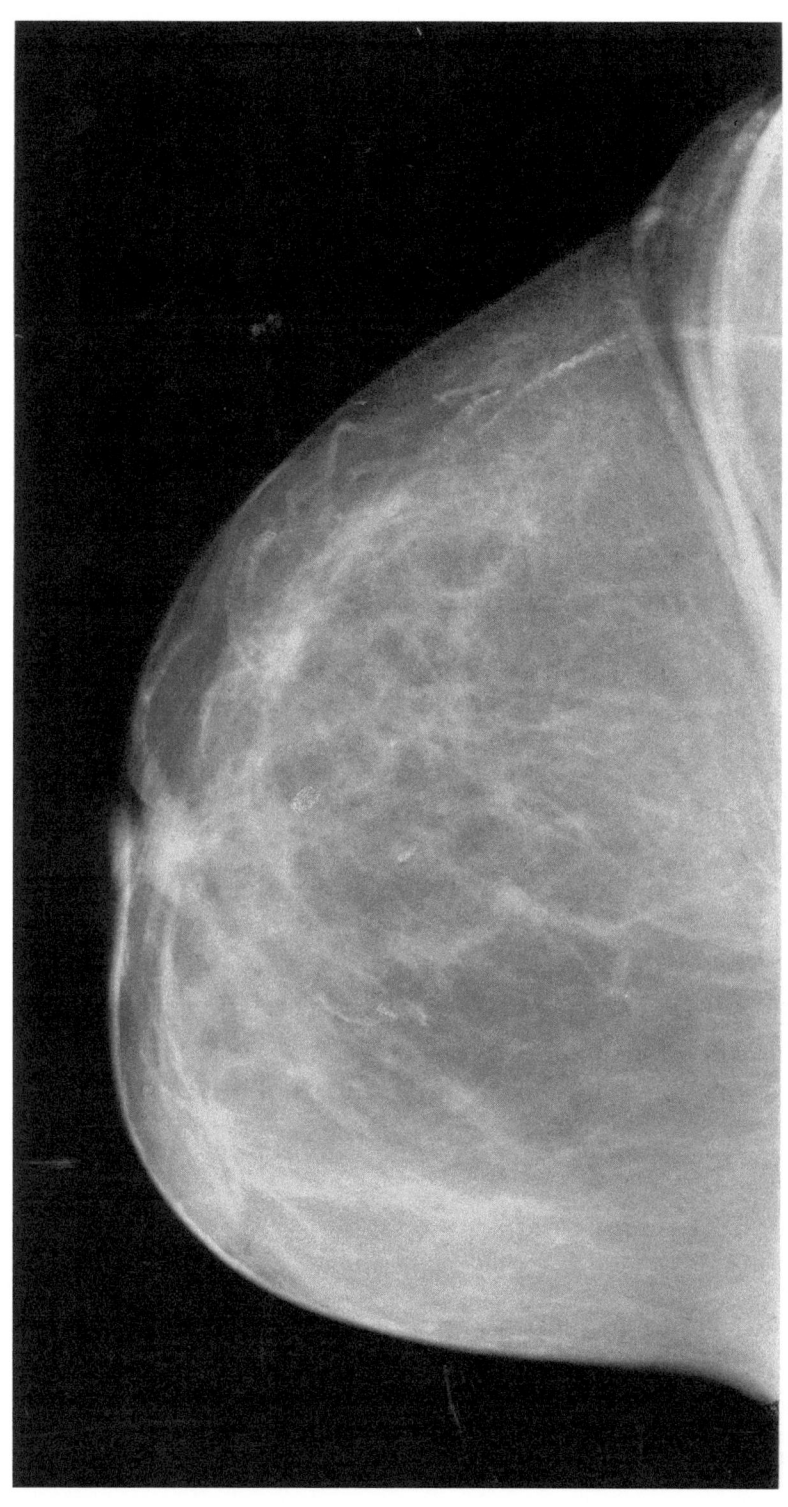

M 9 / M 1
Abb. 82

164

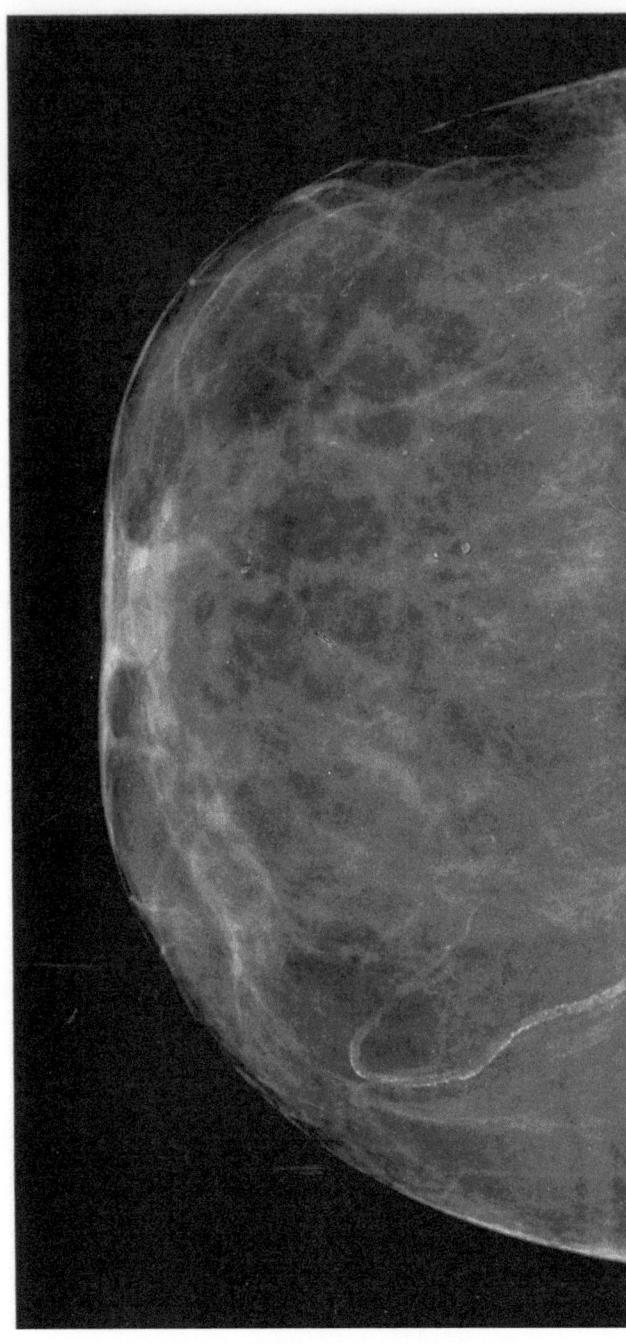

M 9 / M 1
Abb. 83

Literatur

ADAIR, F. E., Plasma cell mastitis. Arch. Surg. 26, 735—749 (1933).
ADAIR, F. E., Surgical Problems involved in Breast Cancer. Ann. Roy. Coll. Surgeons of England 4 (1949).
BACLESSE, F., Le pronostic éloignédes cancers du sein. Bull. d. Cancer 46, 3, 595—597 (1959).
BACLESSE, F. and WILLEMIN, A., Atlas of Mammography. (Paris 1967).
BUTTENBERG, D. und Werner, K., Die Mammographie. (Stuttgart 1962).
BYRNE, R. N., FOXX, W. and GERSHON-COHEN, J., Periodic postoperative mammography. Int. Surg. 50, 415—420 (1968).
COLIN, H. et al., A comparison of infrared photography and thermography in the detection of mammary carcinoma. Br. J. Radiol. 43, 507—516 (1970).
COPELAND, M. M. and SCOTT, W. G., Mammography: a progress report. Amer. J. Surg. 116, 57—61 (1968).
DALAND, E., Untraeted cancer of the breast. Surg. Gyn. Obst. 44, 264—268 (1927).
DOANE, W. A. and WILLIAMS, R. G., Mammography in the diagnosis of cancer of the female breast. Amer. J. Surg. 106, 317—324 (1963).
DOBRETSBERGER, W., Die isodensische Weichteilaufnahme (Fluidogramm). Radiologe 5, 28—35 (1965).
EGAN, R. L., Mammography. (Springfield/Ill. 1964).
EGAN, R. L., Roles of mammography in the early detection of breast cancer. Cancer 24, 1197—1200 (1969).
FARROW, J. H., Current concepts in the detection and treatment of the earliest of the early breast cancers. Cancer 25, 468—477 (1970).
FRIEDMAN, A. K. et al., A cooperative evaluation of mammography in 7 teaching hospitals. Radiology 86, 886—891 (1966).
GERSHON-COHEN, J., Atlas of Mammography. (Berlin-Heidelberg-New York 1970).
GERSHON-COHEN, J., BORDEN, A. G. B. and HERMEL, M. B., Mammometry: simple diagnostic aid in breast cancer. Radiology 92, 1371—1372 (1969).
GERSHON-COHEN, J. and INGLEBY, H., Roentgenography of unsuspected carcinoma of the breast. J. Amer. med. Ass. 166, 869—873 (1958).
GESCHIKTER, C. F., Diseases of the breast. (Philadelphia 1943).
GREGL, A., Gutartige Tumoren der menschlichen Brustdrüse. Med. Klin. 64, 1127—1132 (1969).
GREGL, A., HACH, J. und POPPE, H., Mammographie und Galaktographie unter besonderer Berücksichtigung der Molybdänfilterung. Fortschr. Röntgenstr. Suppl. 174—175 (1969).
GROS, CH., Les maladies du sein. (Paris, 1963).
GROS, CH., Méthodologie. J. Radiol. Électrol. 48, 638—655 (1967).
GROS, CH., M. und SIGRIST, R., Die röntgenologische Differentialdiagnose zwischen Mastitis chronica und Mammacarcinom. Fortschr. Röntgenstr. 80, 50—65 (1964).
HAAGENSEN, C. D., Diseases of the breast. (Philadelphia 1956).
HARRISON, E. G. and WITTEN, D. M., Occult or unsuspected breast carcinoma. GP, 31, 78—88 (1965).
HOEFFKEN, W. und HINTZEN, C., Die Diagnostik der Mammacysten durch Mammographie und Pneumocystographie. Fortschr. Röntgenstr. 112, 9—18 (1970).
INGLEBY, H. and GERSHON-COHEN, J., Comparative Anatomy, Pathology and Roentgenology of the breast. (Philadelphia 1960).

LEBORGNE, R. A., The breast in Roentgen diagnosis. (Montevideo 1963).
LOHBECK, H. U. und FRISCHBIER, H.-J., Zur diagnostischen Treffsicherheit bei der Mammographie. Fortschr. Röntgenstr. Suppl. 172 (1969).
MACCHI, L. et TOLIO, A., La pneumocystotratigrafia nelle cisti mammarie. Minerva Med. 52, 2845—2858 (1961).
MAUSNER, J. S., SHIMKIN, M. B., Moss, N. H. and ROSEMOND, G. P., Cancer of the breast in Philadelphia hospitals, 1951—1964. Cancer 23, 260—274 (1969).
MUNTEAN, E., Die Röntgenuntersuchung der Mamma. Radiologe 5, 22—28 (1965).
PAGET, J., On disease of the mammary areola: preceding cancer of the mammary gland. St. Bart. Hosp. Rep. 10, 87—89 (1874).
PRAGER, W. und HASERT, V., Zur Differentialdiagnose von Rundherden im Mammogramm. Rad. diagn. 10, 369—373 (1969).
Proceedings Symposium Européen de Radiologie Mammaire, Strasbourg. July 1966, J. Radiol. Èlectrol. 48, 615—816 (1967).
QUEZADA, J. J., Radiologia de la mama. El Medico M. 13, 41—48 (1963).
RONNEN, J. F. v., Het Roentgenonderzoek van der Mamma zonder Toepassing van Contrastmiddelen. (s'Gravenhage 1956).
SALOMON, A., Beiträge zur Pathologie und Klinik des Mammakarzinoms. Langenbecks Arch. klin. Chir. 101, 573—668 (1913).
SCHERER, E. und SEIFERT, J., Die Bedeutung der Mammographie als Reihenuntersuchung in der Tumorvorsorge. Fortschr. Röntgenstr. 109, 766—770 (1968).
SEIFERT, J., LOCH, H. G., Die Mammographie-Reihenuntersuchung in der Früherkennung des Brustkrebses. I. Symposium Krebsvorsorge in Spa/Belgien, Sept. 1968.
SCHWARTZ, A. M., SIEGELMANN, S. S., Non-palpable carcinoma in fibrocystic disease of the breast. Surg. Gynec. Obstet. 126, 94—98 (1968).
SHAPIRO, S., STRAX, P., VENET, L., FINK, R., The search for risk factors in the breast cancer. Amer. J. publ. Hlth. (1968). 820.
SOOST, H. J., RIES, P., Die sezernierende und blutende Mamma. Münch. Med. Wschr. 111, 965—968 (1969).
STANTON, L., LIGHTFOOT, M. A., Obtaining proper contrast in mammography. Radiology 87, 111—115 (1966).
STOLL, P., JAEGER, J., Gynäkologische Untersuchung in der Praxis (München 1970).
STRAX, P., OPPENHEIM, A., New apparatus för mass screening in Mammography. Amer. J. Roentgenol. 102, 941 (1968).
WEISHAAR, J. W., RUMMEL, D., KINDERMANN, G., Die Milchgangsdarstellung mit wasserlöslichen Kontrastmittel (Galaktographie) bei sezernierender Mamma. Fortschr. Röntgenstr. 112, 1—8 (1970).
WITT, H., BÜRGER, H., Mammadiagnostik im Röntgenbild. (Berlin 1968).
WITTEN, D. M., The Breast. (Chicago 1969).
WOLFE, J. N., Mammography. (Springfield/Ill. 1967).
WOLFE, J. N., Mammography: Errores in Diagnosis. Radiology 87, 214—219 (1966).
YOUNG, G. B., Mammography in carcinoma of the breast. J. Roy. Coll. Surg. 13, 12—33 (1968).

Ergänzende Literatur:

WILLEMIN, A., Mammographie appearances (Basel 1972).
HOEFFKEN, W., LANYI, M., Röntgenuntersuchung der Brust (Stuttgart 1973).
EVANS, K. T., GRAVELLE, J. H., Mammography, thermography and ultrasonographie in broast diseases (London 1973).
BIRSNER, J. W., GERSHON-COHEN, J., Diagnostic scornig system for mammary carcinoma. Acta radiolog. 12, 387—396 (1973).

Sachverzeichnis

Abbildungsgeometrie 3
Absorptionskurven 7
— -unterschiede 8
Adenom 34
Adenosis mammae 29
Anamnese 13
Auflösungsvermögen 12
Aufnahmetechnik 3
Aufnahmetechnische Voraussetzungen 8
Axilla 18

Baclesse, Reißnagelphänomen nach 135, 136 153
Ballnetz-Hängelage 18
Basisdiagnose 12, 24
Befundungskatalog 16, 23
Belichtungsautomatik 9
Bildkontrast 4

Coopers Ligament 28, 62
Corona-Phänomen 31, 34
Cystadenoma papilliferum 30

Datenträger 16
Degeneration, kleinzystische 103, 106
Diagnost M 10
Dokumentation, einheitliche 13
Doppelfilm 13
Drehanodenröhren 10
Dritte Ebene nach Gros 9
Druckschmerzen 33
Drüsenausführungsgänge 22
Dysplasie, asymmetrische 76
—, fibroplastische 33
—, kleinzystische 35

3. Ebene nach Gros 42
Entartung, maligne 32, 35
Erfahrungsregel 44
Erkrankungen, sekretorische 37, 109, 112, 115, 117, 120
Exstirpation 32
Exzisionsbiopsie 39

Faktorenanalyse 23
Fehlregulation 33

Festanodenröhren 10
Fibroadenom 33, 45, 91, 94, 155
Filmtechnische Voraussetzungen 12
Formblatt 16
Früherkennung 13

Gänsegurgelgefäß 45
Galaktographie 19, 21, 22, 38
Gallert-Karzinom 43
Gefäßverkalkung 162
Gradation, steile 12
Grauschleier 12
Greisenbrust 25
Grundlagen, physikalisch-technische 3

Hängebauchlage 35
Halo-Phänomen 31
Hautvenen 40
— -zeichnung 17
Hyperplasie 29, 68, 70, 73
Hypertrophie 29, 68, 70, 73

Indikation 3
Informationsinhalt 3
Inspektion 13, 18
Involution 26
—, fibröse 56, 59
—, plasmazelluläre 31
Involutionsmamma 25, 26, 48, 53

Jackson-Plateautest 43

Karzinom, intraduktales 37, 117, 120
—, lobuläres 40, 149
—, medulläres 32, 41, 136, 139, 140, 143, 146, 153
—, okkultes 3
—, scirrhöses 41, 122, 125, 129, 130
—, undifferenziertes 40
Klinische Untersuchungen 17
Knotenmamma 30
Konsistenz 18
Kontrastanhebung 5
— -darstellung, positive 21
— -mittel 23
Kontrollmammographie 18, 20, 21, 38, 39

Kontrolltermin 17
Kreisbogenkontur 18

Laktationsfähigkeit 27
Leborgne, Regel nach 32, 39, 135, 136, 139, 140, 146, 153
Ligamentum, Coopersches 28, 30
Lokalisation 20
Lymphknotenmetastase 151, 152
Lymphographienadel 22

Malignitätskriterium 39
Mamma, adulte 27
— -fibrose 26
— -Karzinom 42
— —, doppelseitiges 3
Mamma, zyklusgerechte, adulte 62, 65
Mamilla, Einziehung der 40
Mamillenretraktion 129
Mammomat 10
Mammorex 10
Massenabsorptionskoeffizient 4
Mastodynie 35
Mastopathie, fibroplastische 88, 91, 94, 155
—, fibrozystische 79, 82
Mazoplasia I 30
Mehrphasen-Galaktogramm 22
Milchgangskarzinom 40, 45
Milchgangspapillom 45
Mikrokalkeinschlüsse 3
Molybdän 6
— -Anodenröhre 6
Morbus Schimmelbusch 35, 103, 106

Ödem, perifokales 39
Organisatorische Fragen 13

Palpation 13, 18
Papillom 37
Phänomen nach Baclesse 44
Plasmazell-Mastitis 25, 37, 38, 112
Plateautest 18
Pneumozystogramm 21
Polyaethylenkatheter 22
Präkanzerose 36
Primärtumorsuche 3
Proliferation 33
— -tendenz 34
Pseudoparenchymeffekt 23
Punktion, gezielte 19, 21

Quaddelung 21
Quallenphänomen 41

Regel nach Leborgne 32, 39, 135, 136, 139, 140, 146, 153

Regressionsverkalkung 162
Reißnagelphänomen nach Baclesse 41, 135, 136, 153
Retentionsverkalkung 59
Röntgenkontrolle 16
— -untersuchung 42
Röntgenkriterium, relatives 31
Rückbildung 25

Sarkom 42
Schneeflockenmamma 36
Schrotkugelmamma 36
Sekretion 17, 18
—, blutige 22
Sekretionsbrust 37
Sekretorische Erkrankungen 109, 112, 115, 117, 120
Senograph 10, 11
Silberblattsonde 22
Solitärzyste 30, 32, 79, 82, 85, 154
Spektrogramm 13
Spezialfilm 12
Strahlenkontrast 4
Strahlenqualität 11
Strukturanalyse 23, 24
— -begrenzung 24
— -dichte 24
— -form 24
— -lage 24
— -verdichtung, radiäre 27
Supraklavikulargruben 18
Symmetrie 28

Therapie-Kontrolle 3
Thermographie 3
Tränengangskanüle 22
Transformation 25
Typ, gemischt-histologischer 135

Ultraschall 3

Verkalkung 36
—, feingranuläre 125
—, intraduktale 30
Verkalkungsformen 25, 45
—, intraduktale 160, 162
Verstärkerfolien 12

Wiederholungsuntersuchung 18, 19
Wirbelkörperperosteolyse 9

Zusatzuntersuchungen 17
Zyklusphase 19
Zyklusverkürzung 33
Zystenpunktion 3
Zystenverkalkung 162

MIX
Papier aus verantwortungsvollen Quellen
Paper from responsible sources
FSC® C105338

If you have any concerns about our products,
you can contact us on
ProductSafety@springernature.com

In case Publisher is established outside the EU,
the EU authorized representative is:
**Springer Nature Customer Service Center GmbH
Europaplatz 3, 69115 Heidelberg, Germany**

Printed by Libri Plureos GmbH
in Hamburg, Germany